PUBLICATIONS DU *PROGRÈS MÉDICAL*

RECHERCHES EXPÉRIMENTALES ET CLINIQUES

SUR LES

ALBUMINURIES TRANSITOIRES

PAR

L. CAPITAN

Ancien interne des hôpitaux,
Chef du laboratoire de pathologie et thérapeutique générales
de la Faculté de Médecine,
Membre de la Société anatomique et de la Société d'anthropologie.

PARIS

AUX BUREAUX DU
PROGRÈS MÉDICAL
6, rue des Écoles, 6.

A. DELAHAYE & E. LECROSNIER
EDITEURS
Place de l'École de Médecine.

1883

RECHERCHES EXPÉRIMENTALES ET CLINIQUES

SUR LES

ALBUMINURIES TRANSITOIRES

PARIS. — IMP. V. GOUPY ET JOURDAN, RUE DE RENNES, 71.

RECHERCHES EXPÉRIMENTALES ET CLINIQUES

SUR LES

ALBUMINURIES TRANSITOIRES

PAR

L. CAPITAN

Ancien interne des hôpitaux,
Chef du laboratoire de pathologie et thérapeutique générales
de la Faculté de Médecine,
Membre de la Société anatomique et de la Société d'anthropologie

PARIS

<table>
<tr><td>AUX BUREAUX DU
PROGRÈS MÉDICAL
6, rue des Écoles, 6.</td><td>A. DELAHAYE & E. LECROSNIER
ÉDITEURS
Place de l'École de Médecine</td></tr>
</table>

1883

INTRODUCTION

Nos premières recherches ont porté sur les albuminuries transitoires qui se rencontrent si fréquemment dans le cours des pyrexies.

Après avoir étudié leur évolution, leurs caractères, leur signification dans un assez grand nombre de cas différents, nous avons cherché à élucider leur pathogénie au moyen de l'expérimentation. Il nous a été facile de constater ainsi que, parmi les facteurs principaux de l'albuminurie, le plus important, sans contredit, c'est l'hyperthermie. Sans entrer dans l'étude des causes intimes qui peuvent donner naissance à l'hyperthermie (actions nerveuses, invasion de l'organisme par les microbes), on peut constater qu'elle agit de deux façons principales sur la genèse de l'albuminurie. D'une part, en effet, par suite des oxydations exagérées, mais incomplètes, qu'elle détermine dans ces cas, elle donne naissance à des substances albuminoïdes imparfaitement comburées qui peuvent s'éliminer par les reins et apparaître dans l'urine, tandis qu'en second lieu, elle agit sur le tissu rénal lui-même, par l'ensemble des modifications complexes qu'elle détermine dans tout l'organisme ; c'est ainsi qu'elle donne naissance presque constamment à une néphrite ordinairement légère qui permet à l'albumine de passer à travers le filtre rénal. Ces faits ont été bien établis, surtout par les travaux de Cornil, de Renaut et de

1

leurs élèves, de Brault, par exemple, qui a publié récemment une excellente thèse (th. de Paris, 1881), où ces variétés de néphrites sont soigneusement étudiées. Ces deux modes pathogéniques suffisent donc amplement pour expliquer l'albuminurie des pyrexies ; ils tiennent d'ailleurs absolument le premier rang en l'espèce.

C'était donc par là que nous devions commencer notre travail ; mais, ainsi que nous venons de le dire, l'étude des néphrites des pyrexies, étant aujourd'hui bien faite, nous avons laissé de côté ce point de vue de la question et nos recherches ont d'abord porté sur l'étude expérimentale de l'hyperthermie.

La nature infectieuse d'un grand nombre de pyrexies étant assez nettement établie, il était naturel de rechercher si, dans cette voie, nous ne pourrions pas trouver une nouvelle théorie pathogénique de l'albuminurie transitoire. La notion des néphrites infectieuses est, en effet, aujourd'hui bien établie de par les observations nombreuses de notre maître M. le professeur Bouchard, nous avons donc pensé que là encore l'expérimentation pourrait nous donner l'explication complète du mécanisme de ces néphrites ; c'est le second point que nous avons traité.

Mais, à côté de ces facteurs pathogéniques, dont l'influence sur la production de l'albuminurie est absolument nette, n'en est-il pas aussi d'autres qui peuvent également avoir une importance à ce point de vue ? Ne peut-on pas admettre que l'excitation cutanée, par exemple, joue un rôle dans l'apparition ou les variations de l'albuminurie des fièvres éruptives ? Doit-on refuser toute action analogue à l'asphyxie dans les affections pulmonaires, etc.? Désireux d'établir quelle pouvait être la valeur de ces diverses causes, nous avons dû, leur influence étant vraisemblablement tout à fait secondaire dans les pyrexies, chercher si, en dehors de ce groupe morbide, il n'était pas possible de trouver des maladies où la constatation et surtout l'interprétation de l'albuminurie transitoire serait plus aisée et moins complexe que dans ces cas.

Dans un second chapitre, nous avons donc étudié quelques-uns des procédés dont la clinique nous indiquait l'influence sur la production de l'albuminurie, et, dans une série d'expériences, prenant pour point de départ les faits de pathologie humaine, nous avons cherché à réaliser sur l'animal, et à l'état d'isolement, chacun de ces procédés pathogéniques. Nous avons alors pu constater l'influence réelle d'un grand nombre de causes variées sur la genèse de l'albuminurie ; nous avons étudié le mécanisme intime du phénomène, autant que cela était possible, et suivi l'albuminurie, ainsi produite, dans toutes les phases de sa durée transitoire.

Enfin, dans un dernier chapitre, nous avons étudié ces formes si singulières d'albuminuries transitoires, dites physiologiques, et nous nous sommes efforcé de tirer de l'analyse des faits publiés jusqu'à ce jour, ainsi que d'assez nombreuses recherches personnelles, une interprétation du phénomène.

Nous avons, avant tout, tenu à apporter dans ce travail un assez grand nombre d'observations et d'expériences personnelles, choisies parmi les nombreux faits que nous avons réunis sur ce sujet. Nous avons cherché à interpréter ces données en déduisant de leur étude les conséquences logiques qui en découlent, mais nous ne nous le dissimulons pas, si les faits peuvent subsister, les interprétations vraies ou au moins vraisemblables aujourd'hui, pourront être fausses demain, et qu'importe si elles ont pu contribuer à faire faire un pas en avant à une question encore si mal connue. Nous ne pourrons regretter ni notre temps ni notre peine si nous avons pu contribuer, pour une faible part, à jeter quelque jour sur cette question si intéressante des albuminuries transitoires.

Qu'il me soit permis ici d'exprimer à mon excellent maître, M. le professeur Sée, mon président de thèse, dans le service duquel j'ai fait toutes mes recherches cliniques pendant ma 4ᵉ année d'internat, l'expression de ma sincère reconnaissance pour son extrême bienveillance à mon égard et les bons conseils qu'il m'a donnés.

Que mon cher maître, M. le professeur Bouchard, dont j'ai l'honneur d'être l'élève et le collaborateur, me permette de lui exprimer mon affectueuse reconnaissance et mes vifs remercîments pour ses savants conseils et pour l'entière permission qu'il m'a donnée d'utiliser, pour ce travail, un certain nombre d'expériences que nous avions faites au laboratoire de pathologie générale en vue de son enseignement à la Faculté, et la liberté entière qu'il m'a laissée de faire dans le laboratoire toutes les recherches que je jugerais convenable de réaliser en vue de ce travail.

Je tiens aussi à citer ici et à remercier mon excellent ami et dévoué collaborateur Charrin, interne des hôpitaux, qui m'a aidé dans un grand nombre d'expériences.

Je veux aussi adresser mes remerciements à mes amis Suchard et Gallois, internes des hôpitaux, et de Chateau-bourg, qui m'ont prêté leur concours pour ce travail.

EXPOSÉ DU SUJET

L'ordre que nous avons suivi dans la rédaction de ce travail est le suivant :

Toute étude expérimentale doit naturellement être précédée de l'indication de la technique employée. Dans le chapitre Ier, nous indiquerons donc les réactifs dont nous nous sommes servis, les causes d'erreur qu'ils peuvent présenter, les résultats qu'ils fournissent au point de vue de la recherche et du dosage de l'albumine. Nous dirons aussi quelques mots des indications que fournissent l'emploi de ces réactifs et les variétés d'aspects que présentent les albuminuries que nous étudions.

Dans le chapitre II, nous indiquons à grands traits les données, fournies par de nombreux auteurs, sur l'albuminurie des pyrexies. Nous avons pensé pouvoir être bref sur ce point, ces faits étant bien connus ; du reste, la nature absolument transitoire de ce symptôme n'étant pas toujours suffisamment indiquée, bon nombre de ces observations n'ont pu entrer dans notre cadre de recherches. A propos de chaque maladie, nous indiquons les points principaux qui nous ont paru dignes de remarque dans les observations que nous avons pu recueillir et que l'on trouvera à la fin de notre thèse.

Enfin, entrant de plein pied dans la partie originale de ce travail, nous consacrons deux chapitres à l'étude expérimentale de l'hyperthermie d'une part, puis des néphrites infectieuses, en second lieu. La marche que nous avons suivie dans cet exposé et qu'on retrouvera d'ailleurs dans tous les chapitres suivants, consiste d'abord dans l'indication rapide des faits cliniques d'observation courante qui devront servir de point de départ aux recherches expérimentales. Quand nous le pouvons, nous faisons suivre ces faits de l'analyse plus détaillée de nos observations personnelles, enfin, abordant la partie expérimentale, nous relatons les expériences instituées par les chercheurs pour reproduire l'albuminurie observée dans les faits cliniques et tâcher d'en élucider le mécanisme. Nous indiquons alors les données que nous ont fournies ces expériences que nous avons répétées pour la plupart, ainsi que les faits qui découlent d'un certain nombre d'expériences nouvelles imaginées par nous dans le but d'élucider différents points (citons entr'autres nos recherches expérimentales sur les néphrites infectieuses, sur les excitations sensorielles, les irritations intestinales etc.). Nous cherchons ensuite, en nous basant à la fois sur les données cliniques et sur les faits expérimentaux, à établir le mécanisme qui donne naissance à l'albuminurie dans ces cas. On trouvera toutes ces expériences avec les observations à la fin de ce travail.

Dans le chapitre III, nous étudions, de la façon que nous venons de dire, les *albuminuries transitoires en dehors des pyrexies*. Ce chapitre est divisé en cinq sections.

I. — *Albuminuries transitoires par excitations nerveuses*; nous étudions, sous ce titre, les cinq ordres de faits suivants :

1° *Les albuminuries transitoires consécutives aux excitations de l'encéphale.* — Après avoir rappelé les faits très variés dans lesquels, en clinique, soit un trouble fonctionnel, soit une lésion de l'encéphale a pu produire de l'albuminurie transitoire, nous avons répété l'expérience classique de Bernard, variée de différentes façons, enfin nous avons montré comment une excitation expérimentale légère des circonvolutions (fait nouveau pensons-nous), peut produire l'albuminurie.

2° *Les albuminuries transitoires par irritation de la moelle* ont été bien peu étudiées en clinique ; nous avons fait quelques expériences, nouvelles aussi, croyons-nous, qui nous montrent nettement l'existence de ce mécanisme.

3° *Les albuminuries transitoires par excitation des nerfs* constituent un assez long chapitre, où l'expérimentation tient la plus grande place, mais qui offre un certain intérêt au point de vue du mécanisme intime du phénomène dans tous ces cas d'albuminuries par irritations nerveuses.

4° *Albuminuries transitoires par excitations sensorielles.* — Nous avons groupé sous ce titre quelques faits expérimentaux neufs aussi, dans lesquels nous avons pu produire une albuminurie transitoire légère, mais nette, par des irritations un peu violentes du nerf auditif, de la rétine ou du nerf olfactif.

5° *Albuminuries transitoires par irritation des plexus abdominaux.* — Nous étudions dans ce chapitre ces albuminuries que l'on produit expérimentalement par une excitation du péritoine et que l'on peut voir réalisées parfois en clinique.

II. — *Les albuminuries transitoires par irritation de l'intestin* se rapprochent des précédentes, aussi les avons-nous placées à la suite. Elles se rencontrent dans ces faits cliniques si fréquents où l'on voit apparaître d'une façon absolument transitoire de l'albuminurie, ainsi que cela se rencontre souvent dans les cas de diarrhées un peu violentes. Nous avons imaginé quelques expériences neuves aussi, croyons-nous, pour essayer de les réaliser sur les animaux.

III. — *Albuminuries transitoires par excitations cutanées*. — Ce mécanisme que nous avons tenu à étudier avec détail, présente un réel intérêt, car il est facile de reproduire les expériences non-seulement sur les animaux, mais sur l'homme lui-même.

Après avoir cité les très-curieux faits cliniques et expérimentaux qui se rapportent à cette question, nous relatons nos recherches sur les animaux, sur diverses sortes de malades et sur quelques gens sains, ces faits devant nous servir pour l'interprétation des albuminuries transitoires dites physiologiques.

IV. — *Albuminuries transitoires par hypothermie.* — Nous avons étudié ce mode pathogénique de l'albuminurie et réalisé quelques expériences pour en démontrer le mécanisme.

V. — *Albuminuries asphyxiques.* — Nous avons étudié les faits cliniques où ce mécanisme peut être invoqué et nous l'avons réalisé expérimentalement de deux façons différentes : en vase clos et par le vide.

Enfin, dans le chapitre IV : *Des albuminuries ransitoires chez les gens sains*, nous rappelons brièvement les observations, déjà nombreuses, publiées sur ce sujet et nous rapportons les examens que nous avons faits de l'urine de nombreux soldats, d'enfants et de convalescents. Nous proposons ensuite, à titre d'hypothèse, une nouvelle interprétation du phénomène.

On trouvera à la fin de ce travail toutes les observations, précédées d'une table analytique, dont les indications portent exclusivement sur le sujet que nous traitons. Avec les observations de pyrexies, on en trouvera un certain nombre d'autres que nous utiliserons dans le cours de ce travail.

Nous avons fait de même pour les expériences que l'on trouvera à la suite ; elles ont été rangées suivant l'ordre adopté dans leur exposé. Observations et expériences sont toutes personnelles ; les premières ont été recueillies dans le service de notre excellent maître, M. le professeur Sée, durant notre année d'internat ; les expériences ont été faites dans le laboratoire de pathologie et de thérapeutique générales de la Faculté de Médecine et la plupart en vue même de ce travail.

CHAPITRE PREMIER

Technique de la recherche de l'albumine.

Les données fournies par la chimie au sujet des ma‑
tières albuminoïdes étant encore le sujet de discussions
constantes, leurs réactions étant loin d'être nettement éta‑
blies, nous avons dû laisser entièrement de côté ce point
de vue. Nous ne rechercherons donc pas à distinguer
l'origine de telle ou telle albumine de par ses réactions,
pas plus que nous n'accorderons d'attention à la quan‑
tité ou à la nature des sels qui accompagnent l'albumine
dans l'urine. Ces circonstances jouent pourtant vraisem‑
blablement un rôle important en l'espèce, l'avenir seul
permettra de résoudre ces problèmes.

Toutes les fois donc, qu'avec un des réactifs dont nous
allons parler, nous aurons dans une urine *un précipité
ou un louche opalin, ne disparaissant pas par la chaleur,
le milieu étant nettement acide,* nous dirons, pour sim‑
plifier la terminologie, que nous avons trouvé de l'*albu‑
mine,* tout en entendant bien désigner par là simplement
une *substance albuminoïde.* C'était une remarque que
nous tenions essentiellement à faire au début de ce
travail.

Les réactifs dont nous nous sommes servis, pour dé‑
celer la présence de l'albumine dans l'urine, sont au
nombre de trois :

1° L'*acide nitrique*, employé suivant le procédé de Gubler ;

2° Le *réactif acéto-picrique* ;

3° Le *réactif Tanret*.

Étudions donc successivement chacun de ces réactifs :

1° *Acide nitrique*. — Tout le monde connaît le procédé de Gubler (1). L'urine étant versée dans un verre à pied, on fait couler l'acide nitrique lentement le long des bords du verre ; il vient s'accumuler au fond, nettement séparé de l'urine. Lorsqu'il s'agit d'une urine de fébricitant par exemple, chargée d'albumine et de matières colorantes, au point de contact, apparaît après quelques instants, un mince disque rouge ou une nuance bleue indiquant la présence de l'uro hématine ou de l'indican, puis environ au niveau du tiers supérieur du verre, un diaphragme d'albumine généralement assez large, plus ou moins opaque, blanchâtre, parfois un peu coloré, puis enfin, à quelques millimètres au dessus, un disque très mince, blanchâtre également, acide urique. Ce procédé est certainement bon, il est d'un usage commode et sa sensibilité est suffisante en général pour les recherches cliniques. Mais, si l'urine n'est pas très claire, si elle renferme une trop grande proportion de sels et surtout d'urates ; la constatation des disques devient difficile et les indications ne sont plus assez précises.

2° *Réactif acéto-picrique*. — Il se prépare en acidifiant fortement, avec l'acide acétique une solution saturée d'acide picrique dans l'eau distillée. Pour employer ce réactif,

---

(1) Voir article *Albuminurie,* Dictionnaire des sciences médicales, T. 2, 1re série, p. 515.

on verse l'urine dans un tube, puis on ajoute le réactif goutte à goutte jusqu'à ce que le louche, qu'on obtient dès les premières gouttés, n'augmente plus ; on chauffe alors jusqu'à l'ébullition, qu'il est bon parfois de continuer pendant quelques instants. Ce réactif suffit parfaitement, à de rares exceptions près, pour toutes les circonstances qui se présentent en clinique ; sa sensibilité est grande, puisque, étant donné bien entendu que l'urine est claire, on peut compter qu'il décèlera l'albumine dans une urine qui n'en contient environ que 0 gr. 18 à 0 gr. 15 par litre. Dans ce cas, on n'obtiendra qu'un louche uniforme ; mais si la teneur de l'urine en albumine est à peu près de 0 gr. 25 à 0 gr. 30 par litre, on obtiendra de petits grumeaux fins d'albumine coagulée. Si l'urine reste alors très louche, il est nécessaire de la diluer dans un peu d'eau, afin de constater nettement leur présence. Nous nous expliquerons plus loin sur la signification de ce caractère. Lorsque l'urine est très chargée de sels, il est parfois nécessaire d'ajouter quelques gouttes d'acide acétique, enfin, lorsqu'elle renferme des *alcaloïdes* ou des *peptones* en quantités notables, l'acide picrique versé à froid produit un louche marqué qui disparaît en chauffant, pour réapparaître lorsqu'on refroidit le tube. L'erreur n'est donc pas possible si l'on a soin de toujours chauffer après addition du réactif.

3° *Réactif Tanret* (ainsi appelé du nom du pharmacien qui en a généralisé l'emploi et l'a appliqué à la recherche et au dosage de l'albumine en médecine), iodure double de mercure et de potassium en solution acide, se prépare facilement de la façon suivante :

On place dans le fond d'un verre à expériences 3 gr. 35 d'iodure de potassium ; on verse dessus la quantité d'eau distillée un peu plus que nécessaire pour dissoudre ce sel ; puis, dans un second verre, on dépose 1 gr. 35 de bichlorure de mercure et on y verse quelques gouttes d'eau de manière à lui donner une consistance pâteuse, puis on verse lentement le long d'une baguette de verre le contenu du premier verre sur le bichlorure, en ayant soin d'agiter constamment ; il se forme immédiatement du biiodure de mercure qui se manifeste par une coloration rouge intense. On remue ce mélange et on y ajoute au besoin quelques gouttes d'eau distillée jusqu'à ce que la coloration rouge ait disparu complètement ; on verse alors le liquide légèrement jaunâtre ainsi obtenu, dans 60 centimèt. cubes d'eau distillée, on ajoute 20 centimèt. cubes d'acide acétique et on filtre. On obtient ainsi un liquide très transparent, presque incolore et qui peut se conserver assez longtemps.

Ce réactif est d'une extrême sensibilité ; on peut avec lui déceler dans l'urine des traces d'albumine ou de substance albuminoïde quelconque. Aussi, précisément à cause de cela, son usage en clinique est très limité, mais pour les recherches un peu délicates il est indispensable ; lui seul nous a permis de reconnaître les quantités d'albumine extrêmement minimes que nous avons pu trouver en dehors de tout symptôme morbide.

Le réactif Tanret peut s'employer de deux façons ; ou bien on le verse dans l'urine placée au préalable dans un tube, tant que le louche ainsi obtenu augmente, puis on chauffe ; on a alors suivant les cas, soit un louche uniforme, soit de petits grumeaux. Nous indiquerons plus loin à quoi correspondent ces aspects. On peut encore, suivant le procédé de M. le professeur Bouchard, placer le réactif dans le fond du tube et faire couler à sa surface, goutte à goutte, l'urine versée très lentement le long des parois du tube. Les deux liquides restent ainsi séparés et on aperçoit au point de contact un disque bleuâtre plus ou moins opaque et épais, suivant la quantité d'albumine. Ce procédé, ainsi que nous l'indiquerons plus loin, permet de déceler nettement des quantités absolument infinitésimales d'albumine (environ 0 g.,005 par litre).

L'emploi du réactif Tanret présente un certain nombre de causes d'erreur.

Les *urates* en *excès* et surtout les *peptones* ou les *alcaloïdes*, n'y en aurait-il que des traces, donnent un louche épais en présence du réactif à froid. Mais il suffit de chauffer et le louche disparaît dans ces cas, pour réapparaître par le refroidissement, tandis que le louche de l'albumine persiste ou augmente par la chaleur. Enfin, lorsque l'urine renferme une certaine quantité de mucus, on peut avoir un louche, mais, par la chaleur, il se forme des sortes de petits filaments qui permettent généralement d'éviter l'erreur; on peut alors facilement reconnaître au microscope les amas de mucus. Il va de soi que nous ne parlons pas de la cause d'erreur tenant à la présence de globules purulents ou sanguins que le microscope révèle immédiatement.

Lorsqu'on emploie le procédé qui consiste à verser l'urine sur le réactif, il faut avoir bien présentes à l'esprit ces causes d'erreur : car, surtout quand il s'agit de quantités extrêmement minimes d'albumine, on peut se tromper facilement. Lorsqu'on a le moindre doute, il faut incliner très légèrement le tube, chauffer seulement le disque, ainsi obtenu, et surtout avoir soin de s'arrêter au moment où se *produisent* les *premières bulles* ; si alors le disque n'a pas disparu, c'est qu'il s'agit bien là d'albumine.

Mais, en ce cas encore, pour peu que l'urine ne soit pas *absolument claire*, il faut en faire l'examen histologique et rechercher si on ne trouve ni globules purulents ou sanguins, ni mucus en certaine quantité, ni même des cellules épithéliales un peu nombreuses. Ce ne sera donc que lorsque toutes ces causes d'erreur seront éliminées qu'on pourra affirmer que le simple disque bleuâtre décèle bien de l'albumine contenue dans l'urine excrétée par le rein.

Mais, avons-nous vu, on obtient suivant les cas, au moyen de ces deux réactifs *acéto-picrique* ou *Tanret* et de la *chaleur*, tantôt un louche uniforme, tantôt des flocons plus ou moins fins, plus ou moins abondants. Dans le premier cas, nous dirons que l'albumine est *non rétractile*, tandis qu'elle est *rétractile* dans le second. Notre maître, M. le professeur Bouchard, qui a proposé ces deux termes, en se basant sur un grand nombre de faits cliniques, avait pensé au début que ces deux états de l'albumine correspondaient à deux modes pathogéniques différents : *l'albumine non rétractile*, tenant à un trouble de la nutrition générale, serait une albumine dyscrasique, tandis que *l'albumine rétractile* serait la conséquence d'une lésion rénale et proviendrait directement du sang. Cette hypothèse a été féconde en résultats intéressants, puisque c'est en se basant sur elle que M. le professeur Bouchard a découvert les *néphrites infectieuses*, entité pathologique absolument nette et nouvelle. Mais, et c'est là l'avis actuel de notre maître, si, dans certains cas, cette différenciation est nette et doit être conservée (cas où l'on obtient uniquement un louche *très opaque* sans grumeaux), dans le plus grand nombre des circonstances, cet aspect tient simplement à la teneur plus ou moins grande de l'urine en albumine ou à l'état de dilution de cette urine.

Deux ordres d'expériences nous ont permis de nous assurer de ce fait. Nous avons pris une urine de fièvre typhoïde fraîche, et dans laquelle, même avec le réactif Tanret, on ne constatait que le louche uniforme et peu marqué caractéristique de l'*albumine non rétractile* peu abondante, et nous l'avons placée sous une cloche sur le chlorure de calcium. Le vide ayant été fait et continué pendant plusieurs heures, au moyen d'une trompe, lorsque l'urine a été réduite des deux tiers, elle présentait une teinte beaucoup plus foncée, mais elle était encore claire, aucunement altérée. Or, par le réactif picrique comme par le Tanret et la chaleur, on obtenait de fins grumeaux, augmentant rapidement après quelques instants et formant un petit culot au fond du tube, le liquide surnageant restant louche ; c'était donc nettement de l'*albumine rétractile*.

En second lieu, les résultats que nous indiquons plus loin, et que fournit l'analyse d'urine normale à laquelle on ajoute des quantités exactement déterminées d'albumine d'œuf, ou bien l'examen de dilutions d'une urine dont on connaît la teneur en albumine, ces résultats montrent aussi qu'au fur et à mesure que la quantité d'albumine diminue, on obtient successivement l'aspect de l'albumine rétractile à gros, puis à moyens, puis enfin à très petits flocons, et ensuite le *louche* de moins en moins marqué de l'albumine non rétractile, jusqu'à ce qu'il ne soit plus perceptible.

C'est en effet par ces derniers procédés que nous avons cherché à nous rendre compte des quantités d'albumine pour 1,000 grammes d'urine, qui correspondent aux différents aspects que l'on obtient expérimentalement. Ces résultats ne peuvent, bien entendu, être considérés que comme *tout à fait approximatifs ;* d'une part, le dosage *absolument exact* de l'albumine que contient l'urine ou le blanc d'œuf dont on se sert pour obtenir les dilutions est impossible ; en second lieu, on se sert dans ce cas de liquides absolument transparents et fort peu colorés. La détermination des divers aspects de l'albumine y est donc beaucoup plus facile que dans les urines pathologiques ou autres. Cependant, tout approchés seulement qu'ils soient, nous avons cru néanmoins devoir donner ces résultats.

Les données qui nous ont été fournies par les dilutions d'urines pathologiques étant sensiblement les mêmes que celles que donnent les dilutions de blanc d'œuf dans une urine normale, nous indiquerons seulement ceux-ci dans le tableau suivant :

Quantité d'albumine pr 1000 gr. d'urine.	URINE VERSÉE GOUTTE A GOUTTE SUR LE RÉACTIF TANRET PLACÉ DANS LE FOND DU TUBE.	RÉACTIF TANRET MÉLANGÉ A L'URINE ET CHALEUR.	RÉACTIF ACÉTO-PICRIQUE MÉLANGÉ A L'URINE ET CHALEUR.	ACIDE NITRIQUE VERSÉ DANS LE VERRE PAR LE PROCÉDÉ DE GUBLER.
1 g.	Gros disque épais, *jaunâtre* opaque.	*Grumeaux abondants*, moyens, formant, par le repos, un culot au fond du tube, le liquide surnageant restant légèrement louche.	*Grumeaux abondants*, moyens, formant par le repos un culot au fond du tube, le liquide surnageant restant transparent.	Disque très épais et très opaque.
0 g. 50	Disque un peu moins épais, *jaune bleuâtre* opaque	Grumeaux abondants, un *peu plus fins*, culot moins marqué après repos; liquide surnageant légèrement louche.	Grumeaux abondants mais *fins*, formant par le repos un très petit culot au fond du tube.	Disque un peu moins épais, un peu moins opaque
0 g. 25	Disque *jaunâtre* opaque *mince* et *louche bleuâtre* au-dessous.	Grumeaux assez abondants et *assez firs*, formant encore un très petit culot par le repos; le liquide surnageant est légèrement louche.	Grumeaux *extrémement* fins, *sublés* augmentant un peu par le repos et formant un très mince dépôt au fond du tube. Le liquide surnageant reste clair.	Disque plus pâle et bien moins épais.
0 g. 12	Disque *bleuâtre* mince, moins opaque.	Grumeaux *extrémement* fins; sablés, formant par le repos un mince dépôt au fond du tube.	Louche uniforme peu marqué, restant le même par le repos	Petit disque bleuâtre, très mince.
0 g. 06	Disque *bleuâtre* assez épais, très peu et *uniformément* opaque.	Louche *uniforme, net*, mais peu marqué; il reste le même par le repos.	Teinte *louche douteuse*; pas de modification par le repos.	Très petit disque bleuâtre, difficilement perceptible.
0 g. 03	Disque *bleuâtre pâle* dégradé de bas en haut.	*Louche bleuâtre*, uniforme, mais faible; reste le même par le repos.	Rien de net.	Rien de net.
0 g. 015	Disque *bleuâtre* encore *plus pâle*, uniforme, moins épais.	Rien de net.	Rien.	Rien.
0 g. 007	Disque bleuâtre, mince, très pâle, mais encore net.	Rien.	Rien.	Rien.
0 g. 0035	Disque bleuâtre très mince et très pâle (ne s'aperçoit qu'en versant l'urine avec grande précaution	Rien.	Rien.	Rien.

CHAPITRE II.

Des albuminuries transitoires dans les pyrexies.

L'albuminurie est un symptôme extrêmement fréquent dans les pyrexies, et, le plus souvent, elle n'a qu'une durée transitoire ; épiphénomène né avec la maladie, elle disparaît avec elle. Ce sont en effet seulement ces formes transitoires que nous avons en vue dans cette étude.

Nous avons réuni, à la fin de ce travail (1), un certain nombre d'observations de pyrexies qui ont été accompagnées d'albuminurie d'une façon transitoire. Ces observations ont été aussi résumées que possible ; nous n'y avons conservé que les points qui se rattachent intimement à notre sujet. On peut suivre, dans ces divers cas, l'évolution et la marche de l'albuminurie, ses variations, les indications qu'elle peut fournir sur l'état général du malade.

Tout d'abord, nous citerons huit observations de fièvre typhoïde, choisies de façon à montrer les différents aspects que peut prendre l'albuminurie, ses variations et la liaison intime qui la relie en général à l'hyperthermie,

---

(1) Toutes les indications bibliographiques que nous n'indiquerons pas se trouveront à la fin de l'article de Jaccoud : *Dictionnaire de médecine pratique*, article *Albuminurie*.

dont nous étudierons un peu plus loin expérimentalement la valeur pathogénique dans ces cas.

La table analytique qui précède ces observations permet, du reste, de se rendre compte de l'extrême variabilité que présente ce phénomène, et de sa constance presque absolue. Et, en effet, cette donnée, aujourd'hui vulgaire, donnée nettement établie par Gubler, était loin d'être aussi courante il y a quelques années. Brattler, Parkes, Becquerel, n'admettaient que la proportion de 32,97 0/0 pour l'albuminurie dans la fièvre typhoïde. Zimmermann, pourtant, étudiant une vingtaine de cas de fièvres typhoïdes laissées sans traitement, avait observé de l'albuminurie dans tous, sauf dans les plus légers. Cette albuminurie, ordinairement peu abondante, était absolument transitoire et disparaissait avec la maladie. Dans ces cas, l'albuminurie semble être d'origine dyscrasique et tenir d'une part à une élimination de matériaux albuminoïdes incomplètement brûlés, — car le typhique, s'il brûle beaucoup, brûle mal, — et d'autre part à l'existence presque constante d'une néphrite catharrale légère, bien établie, surtout dans ces derniers temps, par les travaux du professeur Cornil et de ses élèves.

Mais, dans d'autres circonstances, l'albuminurie reconnaît une tout autre origine, et c'est alors qu'on peut l'attribuer, en s'appuyant sur des données symptomatiques nettes, à l'existence d'une néphrite spéciale, signalée par notre maître, M. le professeur Bouchard, et à laquelle il a donné le nom de *néphrite infectieuse.* Les observations pourront indiquer quelle est la symptomatologie de cette affection, greffée sur la maladie principale, mais faisant intimement corps avec elle. Dans le chapitre que nous consacrerons plus loin à l'étude de cette forme, et surtout à sa réalisation expérimentale, on pourra étudier sa pathogénie et son mécanisme.

Les observations qui suivent ont trait à l'albuminurie *de la pneumonie*, soit franche, soit compliquée de *pleurésie*; nous avons placé à la suite, à titre de point de comparaison, une observation d'œdème aigu du poumon. Dans ces divers cas, on peut voir l'albuminurie suivre bien exactement les oscillations de la température, sauf pourtant dans l'observation XIV, où il s'agit d'un cas de pneumonie suppurée dans lequel l'albuminurie, après s'être montrée au début, disparut assez subitement, probablement au moment où la pneumonie passa à la suppuration. Ce n'est, du reste, pas là un fait très rare ; il a été signalé dans les cas de suppurations profondes et de formation d'abcès.

Dans l'observation XI, l'albuminurie qui, de prime abord, semble bien avoir été liée à la présence du foyer pneumonique, disparaît au moment où le poumon se dégage, puis réapparaît en même temps que la température remonte et que survient une dyspnée intense ; enfin, elle disparaît peu à peu, bien que l'état général reste mauvais et finisse même par se terminer par une phthisie à marche suraiguë.

Mais, tout comme la fièvre typhoïde, la pneumonie peut s'accompagner de néphrite infectieuse qui, alors, détermine la maladie et la caractérise bien comme pyrexie infectieuse.

L'observation XXXIII montre une pneumonie grave, évoluant d'une façon classique, qui se complique d'une néphrite infectieuse et qui, néanmoins, guérit assez rapidement, tandis que la néphrite disparaît en même temps.

Dans l'observation XXXII, au contraire, la maladie est infectieuse d'emblée ; elle est vraisemblablement due à la contagion, et, par là, se rapproche de ces épidémies de pneumonies infectieuses que notre maître, M. le professeur Sée, signalait dans ses leçons cliniques de l'année dernière. La maladie dans ce cas présenta une malignité particulière, il se produisit un abcès pleural et le malade conserva, pendant longtemps encore, même après la disparition des microbes de l'urine, une néphrite qui se traduisait par la présence dans l'urine de cylindres en assez grande abondance. Il finit pourtant par guérir complètement.

Abstraction faite de cette forme toute spéciale de néphrite, cause puissante d'albuminurie dans la pneumonie, l'interprétation de l'albuminurie dans cette affection est bien complexe. La diminution du champ de l'hématose joue en effet un rôle assez important ; elle a vraisemblablement une influence sur la production de l'albuminurie, qui pourrait être alors d'origine asphyxique. Aussi celle-ci y a-t-elle été très souvent signalée par les auteurs. Si on réunit en effet les faits de Finger, de Becquerel et de Parkes, on voit qu'on peut la rencontrer dans 30 cas sur 67.

Il existe encore une forme d'albuminurie que l'on a aussi signalée dans la pneumonie, c'est la forme critique que l'on observe au moment où la résolution commence. Il est également une influence qui doit agir sur son apparition, c'est la suppression de chlorures, qui sont absents tout le temps de la maladie. Or, ainsi qu'Heller l'a démontré, il y a un rapport constant entre la diminution des chlorures et la présence ou peut-être, dirons-nous, la *constatation plus facile* de l'albuminurie. Ces quelques exemples nous montrent combien est complexe l'interprétation de l'albuminurie dans ces cas.

Les *fièvres éruptives* s'accompagnent très fréquemment d'albuminuries de formes variées ; passons rapidement en revue les observations faites à ce sujet :

La *scarlatine*, sans contredit, est celle de toutes les fièvres éruptives où l'on rencontre le plus souvent l'albuminurie ; cependant sa fréquence varie suivant les auteurs. Tandis que Begbie et Newbigging ont observé toujours l'albuminurie dans la scarlatine, d'autres observateurs, Alexander, Bell, Clarck, etc., l'ont rencontrée moins souvent, enfin West ne l'a vu que treize fois sur 46 malades. C'est ordinairement vers le sixième jour qu'on constate son apparition. Gubler, se servant de son procédé de recherche par l'acide nitrique et le verre, ne l'a jamais vu manquer complètement pendant la période d'éruption, elle disparaissait ensuite où se maintenait pour se montrer de nouveau, en général, au moment de la desquamation.

Nous citons deux cas (observations XIX et XX), où nous avons pu suivre l'évolution de l'albuminurie et étudier ses caractères ; nous n'insisterons pas, la lecture de ses observations résumées devant fournir les indications nécessaires. Nous signalerons seulement ce cas curieux d'une desquamation de l'épithélium vésical et probablement aussi de l'épithélium des bassinets, survenant au moment de la période de desquamation et s'accompagnant d'une albuminurie abondante.

Dans la *rougeole*, l'albuminurie est très variable ; dans

certains cas, elle est à peine marquée et associée dans l'urine à des cellules épithéliales provenant du rein (Gunsburg), par un mécanisme analogue probablement à celui que nous venons de signaler dans notre observation de scarlatine. Dans d'autres cas, au contraire, par exemple comme cela se produisit dans l'épidémie de Leith, elle ne manque jamais, débute avec l'éruption, puis disparaît pour réapparaître souvent au moment de la desquamation, tout comme dans la scarlatine. Dans notre observation XVIII, l'albumine a persisté tout le temps et après avoir disparu à la défervescence s'est montrée de nouveau lorsqu'apparut une nouvelle poussée de bronchopneumonie.

Dans la *variole*, si l'on s'en rapporte aux différentes observations, elle serait très variable; 5 fois sur 11 pour Martin-Solon, et seulement 1 fois sur 11 pour Becquerel; pour Abeille, 1 fois sur 17 seulement; beaucoup plus rarement encore d'après Gubler, qui prétend que l'albumine fait défaut dans l'urine de la plupart des varioleux, tandis qu'au contraire, dans une thèse récente (1881) M. Couillault l'a notée 42 fois sur 114 observations. Dans ces cas, elle apparaît constamment au moment de l'éruption, et, tout comme dans les autres exanthèmes, elle peut disparaître ensuite, mais on la rencontre fort souvent au moment de la période de suppuration.

Nous indiquons aussi un cas (observ. XVII) d'*érysipèle de la face* dans lequel l'albumine a duré fort peu de temps et a encore disparu au moment où se formait un abcès sous-cutané. Au reste, l'albuminurie de l'érysipèle, signalée pour la première fois par Abeille, a été mal étudiée; on la considère en général comme ne survenant guère que dans les formes graves, et comme étant toujours rare.

L'albuminurie dans le *rhumatisme articulaire* aigu peut tenir à diverses causes. Nous passons bien entendu sous silence celles qui, consécutives à une néphrite parenchymateuse grave, peuvent s'accompagner d'anasarque ; tel est le cas cité par Monod ; ou bien encore la forme hémorrhagique de Bartels et de Johnson, ou la forme embolique décrite par Rayer. Nous citons deux cas de rhumatisme : dans l'observation XXV, *forme subaiguë*, mais fébrile, l'albumine, très abondante au début, cède, comme la détermination articulaire, au salicylate de soude, devient non rétractile dès le lendemain et disparaît 2 jours plus tard. L'observation XXVI, qui a trait à une forme aiguë avec endocardite, montre également la disparition très rapide de l'albuminurie à mesure que les articulations et le cœur se dégagent.

L'albuminurie de la *diphthérie* a été signalée par Wade de Birmingham, le premier, puis par Gubler en 1857. Un peu plus tard, Bouchut, Empis, Sée et Trousseau l'étudièrent. Sa fréquence est assez grande, et, d'après Sée, on la rencontre dans la moitié des cas ; dans les deux tiers pour Bouchut et Empis. Son apparition est subordonnée à des causes multiples, c'est ainsi qu'elle peut avoir une origine dyscrasique et tenir à l'infection générale du sujet, dans d'autres cas être sous la dépendance de l'asphyxie ou bien enfin, résulter ainsi que l'avait prétendu OErtel le premier, de l'invasion du rein par les micrococcus.

Notre observation XXXV est précisément un exemple absolument net de néphrite infectieuse, survenue dans un cas de croup *grave*, néphrite absolument caractérisée par ses symptômes ordinaires.

Enfin, dans le *typhus*, d'après les observations d'Edwards, de Johnson, de Barrallier, etc., l'albuminurie est extrêmement fréquente, surtout dans les premiers jours de la maladie — du 6ᵉ au 18ᵉ jour — tandis qu'elle disparaît souvent après le 20ᵉ (Edwards). Sa fréquence est naturellement en rapport avec la plus ou moins grande gravité de la maladie (Murchison). Sa constance est encore plus grande dans la *fièvre jaune*. Signalée d'abord par Dumortier, elle a été ensuite constatée par tous les observateurs. C'est ainsi que Ballot, à la Martinique, ne l'a pas vu manquer une seule fois sur 100 cas.

De ces quelques indications, bien écourtées à dessein — notre but étant d'exposer nos recherches et non de faire un exposé didactique, — on peut déduire que l'albuminurie est d'une extrême fréquence dans les pyrexies et que le mode pathogénique qui lui donne naissance, bien que variant un peu suivant les cas, est sous la dépendance de deux grands facteurs, d'une part l'*hyperthermie*, et de l'autre l'*infection générale*. Nous chercherons donc, dans les pages suivantes, si l'expérimentation ne pourrait pas nous éclairer sur le mécanisme de la production de l'albuminurie sous l'influence de ces deux facteurs importants.

I. — Albuminuries transitoires par hyperthermie.

L'hyperthermie est certainement un des facteurs les plus importants dans la production de l'albuminurie. Intimement liée aux modifications chimiques dont tout l'organisme du fébricitant est le siège, nous avons vu l'importance que l'on doit lui attribuer dans la génèse des néphrites des pyrexies.

Ainsi, dans nos observations, il est fréquent de voir la

température sembler tenir sous sa dépendance l'albuminurie, celle-ci augmentant avec elle, diminuant quand
elle baisse, et disparaissant quand elle est tombée à la
normale (Voir par exemple les observations V et XIII,
XVIII, et surtout VII). Nous n'insistons pas, c'est là un
fait d'observation journalière.

Cependant, il est des faits où l'albuminurie et la température suivent une marche absolument différente ; ainsi,
dans les observations III et X, par exemple, on voit,
malgré une température élevée, l'albuminurie être toujours en minime proportion et non rétractile; bien plus,
dans l'observation XIV, par exemple, nous voyons l'albuminurie disparaître au moment où l'état général s'aggrave
rapidement, la mort survenant après deux ou trois jours.
Ces faits ne sont pas extrêmement rares ; on ne saurait
les interpréter qu'en admettant dans ces cas l'origine
dyscrasique de l'albuminurie, qui, précisément lorsqu'elle
n'est plus éliminée, contribue pour sa part, en tant
qu'extractif, à l'intoxication générale de l'individu, intoxication qui doit se terminer par la mort.

Les expériences ont été nombreuses pour élucider
cette question de l'hyperthermie et pour tâcher d'en donner une interprétation.

Wertheim, après avoir produit des brûlures étendues
sur des animaux, vit leur sang plein de corpuscules tenant à la destruction des éléments figurés du sang
(*Schmid's Jahrbuch*, 63).

Schultze constata le même fait un peu plus tard (*arch.
f. Klin. mikr an.* 65). Il était donc naturel d'admettre,
comme le fit Ponfick (1) un peu plus tard aussi, après

---

(1) Ponfick. — *Berlin. Klin. Wochen.*, novembre 1877.

avoir répété les expériences, que la fragmentation rapide des globules, l'élimination d'hémoglobine par les reins devaient irriter cet organe et produire rapidement une dégénérescence graisseuse de l'épithélium qui expliquerait l'albuminurie.Fischer (1) donne le nom de *septische nephritis* à la néphrite ainsi constituée.

Sonnenburg (2), sans nier ce mécanisme, admet aussi qu'il peut se produire un arrêt brusque du cœur par action réflexe, et qu'en tout cas on obtient d'abord une élévation considérable de la pression, suivie bientôt d'un abaissement très marqué, ce qui suffirait pour expliquer l'albuminurie. Il a vu en effet que c'était bien là une action réflexe puisque, après section de la moelle, il ne se produit rien de pareil.

Von Lesser (3) arrive aux mêmes résultats que Schultze, mais avec une évolution plus rapide.

Nous avons essayé de reproduire ces expériences (voir expér. II). Par un séjour de 30 minutes dans une étuve sèche, dont la température oscillait de 50° à 55°, nous avons pu élever la température centrale d'un lapin jusqu'à 43°,5. A ce moment, se produisirent des phénomènes graves, diarrhée, ballonnement du ventre, accélération énorme de la respiration et du cœur ; l'urine recueillie une demi-heure après renfermait une assez grande quantité de globules sanguins. Bientôt la température redevenait normale et cinq heures après l'urine était remplie de débris de toutes sortes, de globules sanguins et

---

(1) Fischer. — Breslau, 1868.
(2) Sonnenburg. — *Deutsch Zeitsch. f. Chir.* n° 1 et 2, 1877.
(3) Von Lesser. — *Arch. f. pathol. an,* t. 1879.

de cylindres en abondance indiquant l'existence d'une néphrite aiguë. Elle renfermait de l'albumine en grande quantité. Le surlendemain, l'albumine est encore en assez forte proportion et l'urine renferme également encore des fragments de cylindres assez nombreux et une notable proportion d'albumine rétractile. Le sang est encore très altéré et renferme de nombreux globules déformés. Le 4me jour, tout a notablement diminué, il n'y a plus que peu d'éléments figurés dans l'urine qui ne renferme plus que de l'albumine non rétractile. Enfin, le cinquième jour de la maladie, tout est absolument terminé. Ce fait montre bien que, même avec une symptomatologie grave, avec la production d'altérations rénales bien nettes, l'albuminurie peut être *très transitoire* et tout rentrer dans la normale en peu de temps. L'analogie avec les albuminuries des pyrexies est très grande.

Nous avons cherché à arriver à un résultat analogue en plongeant un lapin dans de l'eau à 44°. Nous citons une de ces expériences (expérience I). Après un séjour de 40 minutes seulement dans de l'eau à cette température de 44° au début, mais qui à la fin s'était abaissée à 40°, nous n'avons pu faire monter la température de l'animal qu'à 41°, et pourtant l'état général était fort grave, l'action accélératrice sur la respiration et le cœur très marquée, et dans l'urine nous trouvâmes de l'albumine rétractile et quelques globules rouges ; l'animal mourait dans la nuit sans avoir présenté trace de cylindres dans son urine.

Cette expérience, en somme, est complexe ; ainsi que nous le verrons plus loin, les excitations cutanées ont une action qui agit puissamment sur la production de 'albuminurie ; aussi, cette action a-t-elle pu modifier l'influence de l'hyperthermie. Cependant, il est vraisemblable que l'élévation de deux degrés qu'a subie l'animal a dû jouer un rôle important dans la production du phénomène.

On le voit, en somme, l'influence de l'hyperthermie, toute-puissante sur la production de l'albuminurie, est susceptible d'interprétations variées, qui, cependant, semblent pouvoir se ranger sous deux chefs : d'une part, *modifications chimiques*, portant sur tous les tissus et produisant rapidement des altérations rénales ; et, en second lieu, *troubles profonds* de la *circulation rénale*, vraisemblablement d'ordre réflexe, au même titre que l'action puissante produite sur le cœur et la respiration.

II. — ALBUMINURIES TRANSITOIRES PAR NÉPHRITE INFECTIEUSE.

Ce groupe pathogénique de l'albuminurie n'existe, en somme, que depuis fort peu de temps. Sans contredit, il a été constitué d'une façon nette par notre maître, M. le professeur Bouchard. (*Soc. clinique*, 1880.)

On sait en quoi il consiste : existence dans le sang, d'une façon permanente, ou, au contraire, d'une façon passagère et sans même qu'on les y puisse toujours découvrir nettement, d'agents infectieux qui, en s'éliminant par le rein, comme ils peuvent s'éliminer par la peau (éruptions de la fièvre typhoïde et en général toutes les éruptions des exanthèmes fébriles), irritent par leur passage l'organe, l'altèrent dans sa structure et sont ainsi

causes indirectes de l'albuminurie. Liés à cette albuminurie, souvent accompagnés de cylindres épithéliaux ou
granuleux dans lesquels ils sont parfois contenus, ou
même de globules sanguins, ils apparaissent avec elle,
suivent la même marche et disparaissent également avec
elle.

Cliniquement, l'entité morbide est absolument nette
et parfaitement constituée ; elle se surajoute toujours à la
maladie principale, qu'elle n'aggrave en général pas.
On l'a signalée dans plus de quinze maladies, soit fébriles
(variole, scarlatine, fièvre typhoïde, pneumonie, etc.),
soit apyrétiques (syphilis, diphthérie, etc.).

Signalée déjà par Kannenberg (1), cette forme de néphrite est maintenant admise par un grand nombre de
médecins ; elle impose une notion nouvelle en pathologie.

Il s'agit bien là, en effet, d'une véritable néphrite
irritative, l'agent de l'irritation étant le microbe ; en effet,
M. Bouchard a trouvé dans ces cas une dégénérescence
granuleuse des tubes contournés et le fusionnement des
cellules en un bloc ; parfois des hémorrhagies glomérulaires. Il a pu constater aussi la présence des microbes
eux-mêmes dans le rein.

Au reste, Birch-Hirschfeld, Klebs, Kolliker junior,
Recklinghausen, ont également vu les microbes dans le
rein, soit dans les tubes, soit dans les capillaires, où ils
forment de vraies colonies.

Dès 1868, Fischer avait obtenu expérimentalement une
néphrite septique chez les animaux, et il en avait observé

----

(1) *Ueber nephritis bei acuten Infections Krankheiten. Zeitsch f.
Klin. med.*, 1880.

de semblables chez l'homme dans deux cas d'anthrax et de phlegmon diffus. Dans ce cas, les colonies de micrococcus formaient des embolies capillaires, entourées de foyers hémorrhagiques, donnant lieu çà et là à la formation de petits abcès. Leyden a observé un cas analogue chez une femme opérée par curage d'un polype de l'utérus et morte de néphrite aiguë.

Si l'on analyse tous ces faits, on constate bien qu'il s'agit de microbes traversant le rein, mais la différence est grande entre ces cas et ceux signalés par M. le professeur Bouchard. Là, en effet, le microbe s'installe dans le rein, s'y multiplie, produit des altérations importantes, généralement mortelles. Dans la forme établie par M. Bouchard, au contraire, rien de semblable, le microbe *traverse* seulement le rein ou n'y séjourne qu'un temps limité, et n'a une influence pathogène qu'en produisant une congestion avec irritation légère de l'épithélium rénal qui laisse alors transsuder l'albumine et, en se détachant, forme des cylindres qui renferment souvent les microbes avec les globules sanguins que la congestion des vaisseaux a pu en faire sortir. De plus, cette néphrite est le plus souvent absolument transitoire et intimement liée à la maladie principale, dont elle suit ou même dont elle traduit la marche. Lorsque l'état général s'améliore, que la température tombe, lorsque les microbes ont été éliminés, et que le sang n'en apporte plus de nouveaux au rein, celui-ci revient facilement à l'état normal, l'albuminurie cesse et tout rentre dans l'ordre, sans que d'ailleurs cette complication ait beaucoup influé sur l'état général (abstraction faite bien entendu de certains cas assez rares) où la néphrite domine la scène et peut aggraver notablement l'état général.

Il ne faut pas oublier, en effet, que les lésions rénales peuvent être dans ce cas plus profondes, parfois amener la mort du malade avec des accidents urémiques (observat. d'Hanot, de Petit (1); etc.); parfois aussi la néphrite infectieuse pourra laisser après elle une néphrite vulgaire souvent fort longue à guérir (voir observation XXXII), ou qui même pourra passer à l'état chronique.

Nous citons sept observations dans le cours desquelles nous avons pu nettement observer cette forme de néphrite, elles ont trait trois à des fièvres typhoïdes, deux à des pneumonies, une à une pérityphlite, et une enfin, à un cas mortel de diphthérie. On verra là les aspects cliniques divers que peut revêtir cette forme de néphrite et les caractères que nous lui assignions tout à l'heure.

Cliniquement, la néphrite infectieuse est donc bien établie; il restait à la démontrer expérimentalement, ce qui, pensons-nous, n'a jamais été fait, à notre connaissance du moins.

Nous avons voulu remplir cette lacune et nous avons institué une série d'expériences. Après d'assez longs tâtonnements, après avoir essayé inutilement les injections de plusieurs microbes et entre autres ceux des infusions de foin, nous nous sommes servi de spores de levûre qui, par leur volume, pouvaient facilement se reconnaître dans l'organisme et qui, par leur grande dimension, devaient bien produire l'effet voulu (2). Il est nécessaire,

---

(1) Voir revue critique sur la néphrite dothiénentérique, à propos de la thèse de Petit, par Capitan et Charrin. *Revue de médecine*, août, 1831.

(2) Voir thèse de Marix, Paris, 1879, sur les *injections intra-veineuses de levûre*. Il n'a pas vu le passage des spores dans l'urine, et n'a indiqué l'albuminurie que dans deux cas par hasard.

ainsi que la lecture des six expériences que nous relatons pourra le montrer, d'employer une quantité de levûre
suffisante pour que l'animal soit bourré pour ainsi dire de
spores, mais insuffisante pour le tuer, car il faut un certain temps (24 heures au moins) pour que les spores apparaissent en abondance dans le sang, puis dans l'urine,
et en quantité telle qu'il ne puisse y avoir de doute sur
leur nature. Toutes nos expériences montrent bien claire-
ment qu'au moment où les spores injectées dans le sang,
après avoir traversé le rein, se montrent dans l'urine,
l'albumine y apparaît simultanément, d'abord en minime
quantité. Bientôt on trouve dans l'urine des cylindres
granuleux et des spores soit libres, soit souvent contenues
dans ces cylindres; l'albuminurie augmente alors notablement. On constate les mêmes symptômes pendant un
nombre de jours variable, le sang continue à renfermer
des spores, puis les cylindres disparaissent et l'albuminurie diminue en même temps. Enfin, les spores elles-
mêmes ne se rencontrent plus dans le sang ni dans l'urine;
l'albuminurie disparaît alors et l'animal qui, d'ailleurs,
sauf un peu de fièvre au début, n'avait jamais été bien
malade, revient complètement à l'état normal. Cette évolution, beaucoup plus rapide chez le lapin (10 jours par
exemple dans l'expérience VIII), est en général bien plus
longue chez le chien où elle peut durer deux mois (expérience VII). Ces expériences, reproduction exacte de ce
que l'on observe chez l'homme, ne pourront laisser, pensons-nous, subsister aucun doute sur la genèse et l'évolution des néphrites infectieuses.

CHAPITRE III.

Des albuminuries transitoires en dehors des pyrexies.

I. — ALBUMINURIES TRANSITOIRES PAR EXCITATIONS NERVEUSES.

Données cliniques et faits expérimentaux.

1° Albuminuries transitoires consécutives aux excitations de l'encéphale.

L'influence pathogénique des altérations ou des troubles fonctionnels de l'encéphale sur la production de l'albuminurie transitoire a été indiquée dans un très grand nombre de cas.

On l'a signalée d'une façon passagère dans les traumatismes cérébraux, dans les différentes formes de la commotion cérébrale (1), et surtout dans l'hémorrhagie cérébrale (2); dans des lésions variées de l'isthme de l'encéphale, de la protubérance (3); dans des cas de tumeur de la base du crâne (4). Leube et Salkowsky,

---

(1) Leçons de Duplay. In *Progrès médical*, 1882-83.

(2) Ollivier. — *Gazette hebdom.* 1875.

(3) Gubler. — *Gazette hebdom. de médecine*, 1856.

(4) Grossmann. — Tumeur de la base du crâne en avant de la protubérance. On a rencontré de l'albuminurie et de la glycosurie (*Berl. Klin. Woch.*, mars 1879.

dans leur Traité des maladies des reins, récemment paru,
l'indiquent dans le tétanos et le delirium tremens.

On l'a indiquée également parfois à la suite des attaques d'épilepsie (1) ou d'hystérie, mais non d'une façon
constante (2), ainsi que dans certaines formes dépressives d'aliénation mentale, dans les cas, par exemple,
de manie circulaire. On ne la trouvait alors que pendant
la période lypémaniaque ; elle disparaissait avec la période
d'excitation. Bernard l'a fréquemment trouvée chez les
animaux qui avaient des convulsions.

Tous ces faits, dont nous ne signalons ici qu'un petit
nombre, comme types, démontrent l'influence des troubles de l'encéphale sur la production de l'albuminurie et
sur ses variations. La réalisation expérimentale de ces
données est bien ancienne déjà, c'est l'expérience si
remarquable de Bernard, de la piqûre du plancher du
IVème ventricule. Il obtenait l'albuminurie par piqûre du
plancher en un point assez élevé, entre les noyaux des
auditifs, au-dessus des points qui lui donnaient la glycosurie et la polyurie. Nous avons répété un certain nombre
de fois cette expérience et nous sommes arrivés à ce
résultat, que l'on doit étendre bien davantage le terri-
toire dont l'excitation produit l'albuminurie. Bien plus,
chez le lapin au moins, elle peut être produite par une
excitation, même légère, portée en des points variés de
l'encéphale. Schiff, du reste, avait déjà indiqué que l'irritation de bien des points des centres nerveux produi-
sait de l'albuminurie.

---

(1) **Max Huppert.** — Albuminurie qui succède aux attaques d'épilepsie et de paralysie (*Archiv. f. psychiatrie*, 1877.
(2) Sailly. — Th. de Paris, 1861.

Nous citons, à la fin de notre travail, quelques-unes de nos expériences; nous n'avons indiqué que celles où nous avons obtenu l'albuminurie seule et ordinairement transitoire; nous avons éliminé les cas de mort rapide. Elles nous montrent d'abord ce fait que nous énoncions tout à l'heure, c'est que, s'il est difficile d'obtenir la glycosurie, si le point à piquer a, dans ce cas, une aire de peu d'étendue, il n'en est pas de même pour l'albuminurie; on réussit presque toujours à l'obtenir. Nous voyons, en effet, que si parfois la piqûre a porté à peu près au point indiqué par Bernard, bien souvent elle a porté plus bas ou sur une assez grande étendue du plancher, ou bien encore en dehors même du plancher du IVème ventricule (expér. XI et XII) et que parfois la piqûre seule du cervelet peut produire l'albuminurie (expér. XVI). Si nous faisons abstraction des phénomènes autres qu'ont présenté les animaux : rotation, troubles oculaires; nous pouvons remarquer et c'est là, disons-le immédiatement, un fait assez fréquent que nous retrouverons dans plusieurs de nos expériences, que tantôt nous avons eu de l'albumine non rétractile, tantôt de l'albumine rétractile, tantôt enfin, une hématurie, soit légère, soit très abondante. Ce sont là, fort souvent, du moins est-ce une déduction tirée de nos expériences, les trois termes du même processus. Ce mécanisme intime du phénomène, quel est-il? Une modification de la pression ou de la vitesse du courant sanguin par excitation des centres vasomoteurs directement ou par propagation ? Cela est vraisemblable. Nous n'avons qu'un seul fait qui nous permette d'admettre la stase sanguine, c'est l'observation XV où, après avoir mis le rein à nu, nous piquâmes immédiatement le bulbe. Après quelques secondes, apparut une congestion énorme, non seulement du rein et des vaisseaux du hile, mais aussi de tous les vaisseaux abdominaux ; bien plus, dans l'expérience XVI, piqûre du cervelet, la congestion viscérale a même produit une hémorrhagie intra-péritonéale, et ce fait nous l'avons observé d'autres fois encore. Cette stase veineuse, avec ralentissement du cours du sang, suffit vraisemblablement pour expliquer l'albuminurie.

L'albuminurie, dans tous les faits que nous avons cités, s'est généralement produite rapidement. Après 35 minutes dans un cas, après une heure dans le cas de piqûre du cervelet, on a pu constater, soit le sang, soit l'albumine dans l'urine. Dans l'expérience XV même, où le rein était mis à nu, l'hématurie a pu être constatée presque immédiatement après la piqûre, nouvelle preuve de la nature purement réflexe du phénomène.

Dans les expériences IX et X, nous avons essayé précisément de voir ce que produirait une piqûre à la surface convexe des hémisphères et n'intéressant que les circonvolutions. L'effet obtenu a été exactement le même que dans les autres expériences, nous avons obtenu, dans les deux cas, de l'hématurie que nous avons pu constater après une demi-heure et d'une durée absolument transitoire.

2° *Albuminuries par irritation de la moelle.*

On a souvent signalé des cas d'albuminurie liée à des lésions médullaires (Brodie, Henckel, Aronsohn, etc.) On la rencontre assez fréquemment chez les ataxiques et l'on sait, qu'au moment des crises douloureuses, ces derniers ont parfois de l'hématurie, qui, dans certains cas, est évidemment d'origine rénale. D'autre part, M. Hayem a cité deux observations de myélite centrale aiguë diffuse avec altération des reins (*Arch. de physiologie*, 1874.)

Nous avons essayé d'obtenir l'albuminurie par une excitation portée directement sur la moelle.

Dans l'expérience XVII, nous avons traversé la moelle vers le milieu de la région dorsale avec une aiguille fine; après dix minutes, nous obtenions une albuminurie très marquée, l'urine renfermait même quelques globules sanguins ; 48 heures après, l'urine ne renfermait plus rien, et, tout le temps de l'expérience, l'animal n'avait présenté aucun symptôme morbide.

L'excitation électrique nous a donné un résultat moins net, d'ailleurs la facile diffusibilité du courant ne permet guère d'exercer une action puissante sur la moelle non découverte, bien qu'on ait dans ce cas employé un courant assez fort. Nous n'avons obtenu que de l'albumine non rétractile.

L'influence de l'excitation de la moelle est nette dans l'expérience XXII ; il s'agit là d'un chien chez qui la section du sciatique avait produit de l'albuminurie, albuminurie ayant disparu le lendemain. C'est alors que la section de la moelle fit subitement réapparaître l'albumine dans l'urine.

Dans l'expérience XXIII, la section de la moelle produisit une augmentation de l'albuminurie que l'éthérisation et la mise à nu du sciatique avaient fait apparaître. Mais nous devons passer rapidement sur ces faits qui ne se rattachent que très indirectement à notre sujet et n'ont d'intérêt qu'au point de vue de la marche de l'albuminurie.

3° *Albuminuries par excitation des nerfs.*

Les faits cliniques de cet ordre sont bien rares; quelques faits chirurgicaux peuvent peut-être prendre place dans cette catégorie, nous les indiquons sous toutes réserves et simplement à titre de renseignement ; ils semblent montrer l'influence que peuvent avoir des excitations des nerfs périphériques sur la production de l'albuminurie. Riedel (1), dans 8 cas sur 19 de fractures du fémur, a trouvé de l'albuminurie qu'il attribue à ce que le sérum de l'épanchement agirait comme ferment?? Nous pensons que l'excitation du sciatique pourrait peut-être expliquer ces faits ; Terrillon (2) a aussi signalé un cas d'albuminurie grave survenant à la suite d'une fracture de l'avant-bras suivie de nécrose et disparaissant après une poussée d'urémie après résection du fragment nécrosé ; c'est là il est vrai un fait complexe d'une interprétation difficile.

Bellamy (3) enfin a vu une albuminurie intermittente dans un cas de nécrose du fémur et qui disparut complètement après l'amputation.

Peut-être, dans ces différents faits, peut-on invoquer l'excitation continuelle du sciatique au voisinage de l'os nécrosé ? Nous n'insisterons pas.

Si maintenant nous examinons les données que nous fournissent nos expériences, nous pouvons remarquer d'abord dans l'expérience XIX, faite sur le chien, la faible influence qu'exerce sur le sciatique la faradisation

---

(1) Riedel. — *Berl. Klin. Wochens.*, n° 43, 1879.
(2) Terrillon. — *Revue mensuelle*, 1877, p. 206.
(3) Bellamy. — *Lancet*, vol. II, p. 900, 1878.

du nerf entier. Dans ce cas, en effet, nous avons vu l'albuminurie n'apparaître que tardivement, rester peu abondante et être accompagnée de glycosurie ; les deux phénomènes d'ailleurs ayant une marche à peu près parallèle et une durée très transitoire.

Sur un autre chien, expérience XXI, la section du sciatique ne produit rien dans l'urine, c'est à peine si l'excitation du bout central donne un peu d'*albumine non rétractile* ; chez un autre au contraire (expér. XXIV), la section du sciatique amène de l'albuminurie en minime quantité, il est vrai, que l'on peut constater 10 minutes après la section et qui a complètement disparu le lendemain. **La** section de la moelle ayant alors été pratiquée à la région dorsale et l'albuminurie étant réapparue de ce fait, l'excitation du sciatique pratiquée ensuite n'a modifié en rien la quantité d'albumine contenue dans l'urine.

Il est possible que, dans ce cas, à cause de la section de la moelle, l'excitation n'ait pas pu remonter vraisemblablement jusqu'au bulbe, pour de là se réfléchir sur le rein. Cependant, cette explication ne s'aurait s'appliquer à l'expérience XXIII, durant laquelle nous avons vu l'albuminurie augmenter progressivement depuis le commencement de l'expérience, alors que l'animal était éthérisé, jusqu'au moment où la moelle dorsale, puis les nerfs, ont été sectionnés : il est vrai que, dans ce cas, la complexité des causes que nous avons essayé d'éliminer dans l'expérience précédente a pu vicier les résultats. Sur le lapin enfin, réactif beaucoup plus sensible, on peut observer (expérience XX), à la suite de l'excitation du sciatique entier, une légère hématurie qui augmente *subitement* au moment de la section du nerf ; l'excitation réflexe répercutée sur le rein est ici bien nette.

4° *Albuminuries par excitations sensorielles.*

Nous avons institué trois ordres d'expériences pour chercher à voir l'influence que pourrait avoir sur la production de l'albuminurie une excitation un peu violente des organes des sens. Dans les expériences **XXIV** et **XXV**, nous avons agi sur le nerf auditif, que nous avons excité vivement par une série de détonations; dans un de ces cas, après une demi-heure, nous avons pu constater dans l'urine de l'albumine rétractile, tandis que dans l'autre il y avait hématurie bien nette après le même laps de temps; au reste, l'albumine a diminué très rapidement et après 24 heures, dans l'un comme dans l'autre cas, il n'y en avait plus traces. Nous avons, dans l'expérience **XXVI**, réalisé l'influence d'une excitation rétinienne violente en concentrant pendant quelques instants des rayons solaires sur l'œil d'un lapin, tout en évitant de lui brûler la cornée; nous avons ainsi obtenu une albuminurie peu marquée, il est vrai, mais absolument nette et d'une durée très transitoire. Enfin, nous avons également essayé d'agir sur le nerf olfactif en faisant respirer un lapin pendant un certain temps au-dessus d'un verre renfermant de l'ammoniaque. Quatre heures environ après la fin de l'expérience, l'urine du lapin renfermait une minime quantité d'albumine non rétractile parfaitement caractérisée; le louche persista le lendemain et avait complètement disparu le surlendemain. Pas d'éléments figurés dans l'urine. L'interprétation de l'albuminurie dans ces expériences, absolument nouvelles pensons-nous, résiderait vraisemblablement encore dans une action

vaso-motrice réflexe consécutive à l'excitation violente
de la sensibilité spéciale des nerfs sensitifs et de l'ébran-
lement général du système nerveux qui en résulte. C'est
là un fait bien remarquable de voir le réflexe pouvoir aussi
bien suivre cette voie que celle des nerfs de sensibilité
vulgaire, et se produire à la suite des excitations toutes
spéciales des nerfs des organes des sens.

5° *Albuminurie par irritation des plexus abdominaux.*

Les faits cliniques d'albuminuries transitoires survenant dans ces conditions ne sont pas fort rares. On l'a
signalée à la suite des coliques hépatiques, des coliques
néphrétiques, bien que là les causes d'erreurs soient
grandes. C'est vraisemblablement dans le même groupe
que l'on doit faire rentrer les albuminuries de l'accou-
chement (indépendantes des albuminuries gravidiques).
On peut aussi vraisemblablement en rapprocher les albuminuries des coliques de plomb, dont la durée absolument transitoire permet de les différencier des albuminuries qui pourraient être dues à une néphrite saturnine
(voir observation XXIV). Sans insister sur ces quelques
données générales, voyons les résultats que nous ont
fournis nos expériences.

L'expérience XXVII montre qu'une irritation, même
très légère, du péritoine peut produire de l'albuminurie.
Il nous a suffi, en effet, de faire pénétrer dans la cavité
péritonéale, à plusieurs reprises, une aiguille fine, qui y
restait quelques instants chaque fois, pour faire apparaître dans l'urine de l'albumine en certaine quantité, et
que nous pouvions constater une heure après la piqûre.

Elle disparut du reste complètement après vingt-quatre heures, sans que le lapin ait jamais présenté le moindre symptôme.

Nous avons essayé de produire une irritation violente du péritoine. Dans ce but (expér. XXVIII), nous avons ouvert largement, au thermo-cautère, l'abdomen d'un lapin, et nous l'avons immédiatement refermé aussi soigneusement que possible. Cinq minutes après, l'urine émise par l'animal renfermait de l'albumine, mais en minime quantité. Ouvrant alors de nouveau l'abdomen, nous pûmes constater l'existence d'une congestion intense des organes abdominaux ; toutes les veines étaient dilatées et gorgées de sang. Une irritation mécanique, portée alors sur les filets nerveux qui se rendent au rein, puis leur section, produisit encore une exagération de la quantité d'albumine contenue dans l'urine.

Il est bien vraisemblable, qu'au moins pour une part, les faits d'albuminurie transitoire consécutive aux irritations du tube digestif doivent être rapprochés de ceux-ci. Faute de preuves complètes, nous avons cru devoir en faire un chapitre à part, que l'on trouvera plus loin.

Nous venons de voir dans ce chapitre qu'un grand nombre d'excitations, portées expérimentalement soit sur le système nerveux central, soit sur les troncs nerveux, donnent naissance à de l'albuminurie, et que cette albuminurie est ordinairement transitoire ; nous avons vu aussi la réalisation en clinique de quelques-uns de ces procédés pathogéniques. Quant au mécanisme, il paraît bien net et semble être un phénomène réflexe transportant sur les vaso-moteurs du rein l'irritation venue de la périphérie.

II. — Albuminuries transitoires par irritation de l'intestin.

La notion d'une action pathogénique à attribuer dans la production de l'albuminurie à une irritation intestinale, telle que la diarrhée, n'est pas très ancienne. Depuis longtemps, l'albuminurie des cholériques avait été signalée. Indiquée pour la première fois par Hermann, de Moscou, en 1828, puis par Simon, de Berlin, en 1830, elle a été trouvée en France seulement en 1849, par Michel Lévy, Rostan et Bouchut. Mais, dans ce cas, il était bien difficile d'attribuer directement à la diarrhée une influence causale sur l'apparition de l'albumine dans l'urine.

Gubler a nettement établi cette donnée et a signalé l'existence d'un disque albumineux dans la plupart des cas de diarrhées un peu graves.

Nous avons pu en observer plusieurs cas ; nous en citons quatre, qui, chacun, représentent un type particulier d'irritation intestinale.

L'observation XXI est un type de diarrhée cholériforme simple ; nous avons trouvé dans l'urine de l'albumine rétractile en abondance, et beaucoup d'indican ; l'albuminurie a été de très courte durée, et a disparu après quelques jours, dès que la diarrhée a cessé.

L'observation XXIII est celle d'un homme qui, à la suite de fatigues et après une forte purgation, eut une entérorrhagie abondante; l'albuminurie dura, là encore, quelques jours seulement (8 jours) et disparut. Dans aucun de ces deux cas, nous n'avons trouvé de cylindres. Enfin, de ces faits, nous avons rapproché l'observation (n° XXIV) d'une colique de plomb, où l'albuminurie de *très courte* durée ne nous semble guère pouvoir être attribuée à autre chose qu'à l'irritation intestinale, d'origine réflexe; l'albuminurie disparut avec la colique. Il est peu vraisemblable qu'il s'agisse là d'un cas à rapprocher du suivant : dans ce dernier (observation XXII), il s'agit d'un homme qui avait produit sur lui-même une véritable intoxication mercurielle aiguë, par l'ingestion, quinze jours durant, d'une quantité notable d'onguent mercuriel.

Ce fait est à rapprocher de ceux déjà signalés il y a longtemps par Ollivier (1) le premier, et de celui qu'a indiqué, il y a peu de temps, M. le professeur Bouchard, cas où il s'agissait d'une intoxication aiguë avec albuminurie, suite de frictions mercurielles. L'action toxique du métal se produit alors directement sur le rein et y détermine une néphrite transitoire. Nous avons indiqué ce fait pour l'opposer aux précédents, qui reconnaissent vraisemblablement, pensons-nous, un autre mécanisme.

Au reste, ces faits d'albuminurie liés à la diarrhée ont été plus particulièrement étudiés en Allemagne.

Fischl, en 1878, (*Prager viertelj ahrschr. f. die prakt. Heilk.*) signala l'existence de l'albuminurie dans des entérites même bénignes, surtout chez les vieillards. Il rencon-

---

(1) Essai sur les albuminuries produites par l'élimination des substances toxiques. Th. de Paris, 1863.

trait en général avec l'albumine des cylindres épithéliaux et des globules sanguins. L'albuminurie était toujours de courte durée ; il l'attribuait à un abaissement de la pression sanguine ou peut-être à une néphrite très légère.

Stiller, en 1880, signale aussi dans neuf cas de cholérine ou de simple refroidissement la présence de l'albumine dans l'urine, avec beaucoup de matières colorantes et de la bile (?)

Nous ne connaissons aucune expérience faite pour reproduire cette variété d'albuminurie. Nous avons voulu essayer de combler cette lacune. Mais l'expérimentation présente quelques difficultés. Si on emploie, comme nous l'avons fait d'abord, de l'huile de croton diluée dans un petit volume d'huile d'amandes, et ainsi introduite dans l'estomac, l'effet produit est nul, même avec une forte dose d'huile de croton, cinq et même sept gouttes. Si au contraire on injecte dans l'estomac une trop grande quantité de liquide, et 150 grammes d'eau, tenant en dissolution du sulfate de soude, suffisent pour cela, il se produit une distension stomacale extrême, et la mort survient en peu de temps.

Nous avons injecté (expériences XXXIII et XXXIV) une fois 9 grammes et l'autre 15 grammes, moitié sulfate de magnésie, moitié sulfate de soude, dissous dans 20 ou 30 cc. d'eau. L'effet a été produit et bien que la diarrhée n'ait pas été très forte, le ventre a été ballonné et l'animal a eu de l'hématurie, que nous avons pu constater après 3 heures dans un cas, et après 1 heure 20 dans l'autre ; puis de l'albuminurie rétractile, disparaissant après 36 ou 48 heures. Nous n'avons pas trouvé de cylindres.

On pourrait objecter à ces expériences que le sulfate.

de soude, absorbé dans l'intestin, a pu avoir une action sur le sang et produire ainsi de l'albuminurie d'ordre dyscrasique et qu'ainsi cette albuminurie ne saurait être attribuée, dans ce cas, à une irritation intestinale.

Afin d'étudier l'action de ce facteur, indépendamment de la diarrhée, nous avons essayé d'injecter une certaine quantité de mercure en nature dans l'estomac d'un animal, ou bien de le lui faire avaler (expériences XXXI et XXXII).

Presque immédiatement, dans les deux cas, nous avons observé une grande accélération de la respiration et des battements du cœur, et, une heure après, nous constations de l'hématurie. Les animaux moururent le lendemain, ayant encore dans l'intestin une certaine quantité de mercure, en partie réduit en globules assez petits, et *aucunement modifiés*.

Est-il possible dans ces cas d'admettre une absorption du mercure, suffisamment rapide pour expliquer l'hématurie après une heure ? Cette interprétation nous paraît difficile à accepter. Il est vrai que la mort, survenant sans raison appréciable le lendemain, complique l'explication que l'on pourrait donner de ces faits.

Afin d'éliminer ces causes d'erreur, nous avons alors essayé de faire pénétrer dans le tube digestif des corps inertes, destinés à agir par action uniquement mécanique. Le sable qu'on n'injecte pas sans difficulté dans l'estomac d'un lapin n'a absolument rien produit ; bien plus, dans le courant de ces expériences, nous avons pu constater qu'une excitation assez forte et de longue durée, portée sur la muqueuse stomacale, était incapable de donner naissance à de l'albuminurie. Un de nos lapins, en se débattant, avait coupé avec les dents le tube de caoutchouc avec lequel on lui injectait du sable dans l'estomac et avalé ce tube. Il le conserva pendant plusieurs jours dans l'estomac sans paraître en être aucunement indisposé et sans que son urine ait jamais présenté la moindre trace d'albumine.

Le sable ne produisant rien, nous avons imaginé de faire avaler à des lapins des perles de verre (expériences XXIX et XXX). Dans un cas, elles étaient assez petites, beaucoup plus volumineuses dans l'autre et furent en partie brisées par l'animal. Dans ces deux cas nous avons obtenu une albuminurie transitoire, mais de faible intensité et de courte durée.

Comment alors interpréter ces faits? Il est bien vraisemblable que le mécanisme doit différer dans les deux cas. S'agit-il des diarrhées? Il est bien probable que l'albumine a une origine dyscrasique, ou bien, ainsi que le pense Fischl, il se produit alors une néphrite légère. Quant à ces cas d'irritation simple, on peut peut-être les rapprocher des cas d'irritation du péritoine dont nous avons parlé dans notre premier chapitre. Ce sont en somme là des hypothèses, nous ne voulons pas insister.

III. — ALBUMINURIES TRANSITOIRES PAR EXCITATIONS CUTANÉES.

La constatation clinique de l'albuminurie dans les affections de la peau n'a pas été faite dans un grand nombre de cas. Ce n'est pas encore une notion courante. Cependant, récemment, à la Société médicale de Vienne, le professeur Neumann affirmait la coïncidence de la maladie de Bright et surtout de la dégénérescence amyloïde des reins dans le cours de certaines affections cutanées (*Diction. de Jaccoud,* article *Reins rom. par* Labadie Lagrave).

Bamberger indique aussi l'apparition des néphrites dans le cours des dermatoses surtout suppurées. Ces faits sortent absolument de notre cadre, nous n'y insistons pas.

Gubler (1) signale l'albuminurie non seulement dans les maladies aiguës, mais aussi dans les cas d'affections chroniques de la peau, lichen, psoriasis; on l'a aussi indiquée dans l'eczéma (Rayer), le psoriasis (Farre).

Il est bien évident également que les albuminuries, si fréquentes dans les fièvres éruptives, doivent être au moins influencées par les lésions cutanées. C'est ainsi que, dans la variole, où l'albumine est fréquente, — 42 fois sur 114 — d'après le Dr Couillault (2), elle apparaît soit le premier soit le second jour de la période d'éruption, aussi bien dans les cas graves que dans les plus bénins, et jamais aux autres périodes à moins de complications.

La thérapeutique nous fournit aussi un exemple intéressant de l'influence d'une excitation cutanée, même légère, sur la production de l'albuminurie, pour peu que le sujet ait une facilité de réaction un peu exagérée. J. Simon le premier a montré que, chez les enfants, l'application de la teinture d'iode, répétée pendant plusieurs jours, était suivie souvent de l'apparition de l'albumine dans l'urine. Le Dr Horand, chirurgien de l'Antiquaille, à Lyon, a publié des cas où des applications variées sur la tête d'enfants teigneux avaient suffi pour produire

---

(1) Article *Albuminurie* du Dictionnaire de Dechambre.
(2) De l'albuminurie dans la variole. Thèse de Paris, 1881, n° 154.

l'albuminurie. C'est aussi dans le même groupe de faits que l'on doit ranger les observations si fréquentes d'albuminurie consécutive à l'application de vésicatoires, cependant, dans ces cas, l'irritation cutanée n'est pas simple et il y a surtout lieu d'incriminer l'absorption cutanée qui permet à la cantharidine d'aller agir directement sur le rein et y produire de la néphrite aiguë.

Mais, nous n'insisterons pas sur ces faits d'une interprétation toujours difficile, les données fournies par l'expérimentation aussi bien sur l'homme que sur les animaux devant nous permettre d'analyser la question bien plus à fond.

La première observation peut-être d'albuminurie consécutive à une irritation cutanée violente est de Morgagni : Rayer la rapporte dans son Traité des maladies des reins (page 610.) Il s'agit d'un homme qui, quelque temps auparavant, avait eu une gale grave et s'était fait, sur toute la surface du corps, des onctions avec une pommade dont la nature resta inconnue. Il fut pris, quelque temps après, d'anasarque généralisé, de douleur rénale, *son urine* étant *peu abondante*, épaisse même, *sanguinolente*, et il mourut rapidement. Or, chose singulière, c'est précisément un cas absolument analogue, survenant chez un malade galeux, qui s'était fait des onctions d'huile de pétrole et avait déterminé ainsi une dermite étendue, puis qui, quatre mois après, était mort d'anasarque avec albuminurie *sans lésion rénale* ; c'est, disons-nous, un cas analogue à celui de Morgagni, publié en 1880 par le Dr Lassar (1), qui attira l'attention des médecins allemands sur ce sujet.

---

(1) O Lassar. — *Arch. f. pathol. an. t.* 1877.

Le Dʳ Unna (1), à la suite de ces communications, étudia la question au point de vue clinique, à l'hôpital de Hambourg, sur des galeux soumis au traitement par les frictions, répétées trois fois en 24 heures, sur toute la surface du corps, avec un mélange de styrax, d'huile et d'alcool. Il observa ainsi 124 malades, et chez 9 il trouva dans les urines, à la suite des frictions, une quantité notable d'albumine, donnant même avec l'acide nitrique des flocons abondants. Ces albuminuries, d'ailleurs, étaient absolument transitoires. Dans aucun cas on ne put constater dans l'urine ni globules sanguins, ni cylindres. Les seuls réactifs employés étaient l'acide nitrique et la chaleur, et la présence de l'albumine n'était indiquée que lorsqu'elle était en grande quantité.

Cette question était restée presque complètement inconnue, ou au moins méconnue en France, jusqu'en ces derniers temps. M. le professeur Bouchard inspira, l'année dernière, une thèse sur ce sujet. L'auteur, M. Kemhadjian, donna l'analyse des travaux que nous venons de signaler, ainsi que des expériences dont nous parlerons plus loin. Nous avions déjà indiqué tous ces faits dans notre mémoire pour le concours de la médaille d'or, déposé à l'Assistance publique au mois d'août 1882.

M. Kemhadjian fit un certain nombre de recherches cliniques sur les galeux après la frotte, puis sur des sujets divers, après onctions générales sur toute la surface du corps, enfin sur des malades après faradisation cutanée. Chez les galeux, après la frotte, il a plusieurs fois trouvé du sang, et, dans presque tous les cas qu'il

____

(1) *Arch. f. pathol. an. t.* 1879, p. 424, 1878.

a étudiés, à un très petit nombre d'exceptions près, il a trouvé de l'albumine.

Quant aux expériences relatées dans cette même thèse, elles ont été toutes faites par M. Charrin ou par moi, sur les indications de M. le professeur Bouchard, pour le travail courant du laboratoire de pathologie générale. On en retrouvera ici quelques-unes seulement ; plusieurs ont été supprimées parce qu'elles ne sont pas démonstratives; d'autres enfin ont été ajoutées.

Avant d'entrer dans l'exposé des expériences faites par les auteurs sur ce sujet ou par nous-mêmes, nous indiquerons quelques faits personnels peu nombreux, mais observés avec soin, sur l'examen de l'urine des galeux après la frotte, et sur celle de malades ou de gens sains soumis à des excitations cutanées par l'électricité.

1° *Galeux après la frotte*. — Les urines ont été recueillies au service des bains externes de l'hôpital Saint-Louis et toutes examinées au microscope, après repos suffisant avant l'analyse chimique.

Sur 13 galeux, nous n'avons pu en conserver que 7, nous permettant d'en faire une étude sérieuse, l'état de l'urèthre des autres nous constituant une trop sérieuse cause d'erreur. Voici en deux mots le résultat de ces recherches : nous n'indiquerons l'examen histologique que que lorsqu'il y aura ou du sang ou du pus.

1° S..., 23 ans. *Avant* la frotte, rien. *Après*, très léger louche par le réactif Tanret et la chaleur.

2° G..., 32 ans (gale assez étendue, récidive). *Avant*, disque moyen. *Après*, disque épais; louche par le réactif Tanret et la chaleur.

3° S..., 19 ans. *Avant*, rien. *Après*, disque bleuâtre;

4° L..., 35 ans. *Avant*, rien. *Après*, disque bleuâtre.

5° G..., 53 ans. (Gale depuis deux mois, assez étendue.) *Avant*, petit disque très mince. *Après*, louche par le Tanret et la chaleur.

6° F..., 20 ans. (Gale depuis 2 mois.) *Avant*, disque épais. *Après*, louche uniforme par le Tanret et la chaleur; çà et là un globule sanguin.

7° B..., 34 ans. Nous indiquons ce seul cas, identique à ceux que nous avons supprimés, d'un individu qui, depuis 7 ans, avait une uréthrite chronique. Les urines, louches *avant* la frotte, renferment des globules purulents en certaine quantité, elles donnent, par le réactif Tanret et la chaleur, un louche marqué. *Après* la frotte l'urine, au contraire, est claire et ne renferme que quelques *rares* globules purulents, et pourtant on obtient même avec l'acide picrique de l'albumine rétractile, en flocons fins.

Quelles sont les indications que nous fournissent ces quelques faits? Et d'abord indiquons en quelques mots à quelles excitations cutanées sont soumis ces malades.

Les urines étaient recueillies au moment où les malades allaient se déshabiller. Après s'être mis complètement nus, ils se font les uns les autres une friction énergique sur *toute* la surface du corps, avec du savon noir, pendant un quart d'heure environ, puis ils prennent un bain simple d'une demi-heure de durée; enfin, pendant un quart d'heure encore environ, ils se frictionnent de la même façon tout le corps avec la pommade d'Helmerich. Puis ils s'habillent, le corps restant enduit de pommade; c'est seulement au moment où ils sortaient, soit 20 minutes environ après la fin de la dernière friction, que les urines étaient recueillies pour la seconde fois.

On peut remarquer, qu'avant l'excitation cutanée, l'u-
rine ne renferme rien quand le cas est récent et de peu
d'étendue, tandis qu'au contraire, elle contient une minime proportion d'albumine dans les cas de gale un peu
ancienne et par suite couvrant une plus vaste surface du
corps; d'ailleurs, cette minime proportion d'albumine
peut également se rencontrer chez des sujets en dehors de
tout état pathologique (nous renvoyons à notre chapitre
des albuminuries physiologiques).

Après la frotte, nous trouvons toujours de l'albumine,
ou bien une augmentation de l'albumine existant déjà,
l'urine est toujours notablement plus claire et plus pâle.
Quant aux quantités approximatives d'albumine qu'indiquent les divers aspects que nous signalons, nous renvoyons pour leur interprétation au chapitre 1er, où nous
avons traité de la technique de la recherche de l'albu-.
mine. Enfin, dans tous ces cas, nous nous sommes servis
du réactif Tanret, employé ainsi que nous l'indiquons
dans ce chapitre.

Quelles sont maintenant les données que nous ont
fournies les excitations cutanées au moyen de l'électricité.

Nous indiquerons treize cas, dix ont trait à des sujets
atteints d'affections nerveuses. Ils ont été recueillis à la
salle d'électricité de la Salpêtrière, avec la bienveillante
autorisation de M. le professeur Charcot et le concours
de M. Béthencourt, chargé d'une partie du service. Sauf
un cas, les malades étaient soumis à l'électrisation au
moyen de l'électricité statique; placés sur le tabouret
isolé pendant 15 à 20 minutes environ, on leur tirait
fréquemment des étincelles avec un isolateur à manche
de verre et à chaîne, produisant ainsi une vive excitation
cutanée sur divers points du corps. L'autre cas est celui

d'une malade soumise à une faradisation énergique des deux mains ; enfin, les trois derniers cas ont trait à des sujets normaux soumis à de fortes excitations faradiques.

1° S..., maladie de Parkinson (sur le tabouret pendant 10 minutes, étincelles sur la région bulbaire). Rien dans l'urine ni *avant* ni *après*.

2° G..., parésie du côté droit, séance de 10 minutes, étincelles sur tout le corps. Rien également.

3° B..., *Neurosthénique*, mêmes conditions, même résultat.

4° Ben..., *hystérique hémianesthésique*, *Avant*, disque bleuâtre peu marqué, séance de 20 minutes. *Après*, disque bien plus net.

5° Beau..., *hystérique hémianesthésique*, mêmes conditions expérimentales. *Avant*, disque bleuâtre. *Après*, louche uniforme *très marqué* par le Tanret et la chaleur.

6° Au..., *hystérique hémianesthésique*. *Avant*, rien du tout dans l'urine. *Après* une séance de 20 minutes, louche uniforme peu marqué mais très net.

7° Deb..., *hystérique hémianesthésique*. *Avant*, disque bleuâtre. *Après*, louche uniforme peu opaque, mais net.

8° Dum..., *Zona. Avant, très* léger louche par réactif Tanret et la chaleur. *Après* une séance de 15 minutes, louche uniforme bien marqué.

9° Mar..., *hystérique, troubles vaso-moteurs des mains*. *Avant*, disque bleuâtre faible. *Après* faradisation de 5 minutes de durée, avec un courant assez fort, les tampons étant appliqués seulement sur les mains, louche uniforme *très marqué* par réactif Tanret et chaleur.

10° Sp..., *atrophie musculaire*. Ce malade, qui vient

se faire électriser souvent, présente une urine louche renfermant d'assez nombreux globules sanguins et de rares leucocythes, les réactions sont naturellement celles des urines sanglantes. *Après* séjour de 15 minutes sur le tabouret, l'urine renferme davantage de globules sanguins et donne plus d'albumine par les réatifs.

11° C..., 29 ans, sujet normal. *Avant*, urine absolument transparente, disque *bleuâtre léger*. Pendant un quart d'heure, faradisation cutanée avec le pinceau sur toute la jambe droite (division 9 du chariot de Dubois-Reymond; pile au bichromate n° 2 de Gaiffe); puis, pendant cinq minutes (division 4). Un quart d'heure après, l'urine présente exactement la même réaction qu'avant.

12° C..., *même sujet*, plusieurs heures après. Absolument rien dans l'urine (même appareil), électrodes en charbon, recouvert de peau de daim, l'une est appliquée sur la jambe droite et l'autre promenée sur le bras gauche et vice versa. Division 10 pendant dix minutes; puis division 8 pendant cinq minutes; contractions musculaires assez violentes, sensation de malaise; fatigue des muscles du bras. Une demi-heure après, l'urine absolument claire, donne par le réactif Tanret et la chaleur un *louche uniforme* léger, mais *net*.

13° L..., 25 ans, sujet normal. Absolument rien dans l'urine (même appareil), pendant 10 minutes, électrodes sur la jambe, division 10 puis pinceau et division 5. Une demi-heure après, très léger louche par le réactif Tanret et la chaleur; l'urine est absolument claire.

Nous avons pris soin d'éliminer les cas assez nombreux où l'urine pouvait nous présenter des causes d'erreur; aussi, n'avons-nous donné l'observation 10 qu'à titre de curiosité, nous n'y insistons pas. Dans tous les cas, l'examen

histologique a été fait afin d'éviter les interprétations
fausses. Les urines ont été en général recueillies dix minutes à un quart d'heure après la séance d'électrisation.
Nous ferons, à propos du réactif, les mêmes observations
que pour les cas précédents.

Nous pouvons constater dans ces faits l'influence très
nette de l'excitation électrique sur l'apparition de l'albumine dans l'urine ; en général, cette quantité d'albumine est minime. Enfin, dans quelques cas, nous avons
vu l'électrisation ne rien produire du tout. En somme,
l'influence de l'électricité semble être moins puissante sur
la production de l'albuminurie que l'excitation par frictions ; cela se conçoit, celle-ci étant beaucoup plus intense
et plus généralisée dans les cas que nous avons cités.

Après ce long exposé de quelques résultats que peut
fournir l'expérimentation sur l'homme, il y a lieu d'indiquer les expériences qui ont été instituées par plusieurs
auteurs et celles que nous avons faites nous-mêmes. Les
excitations chez les animaux peuvent être naturellement
beaucoup plus intenses que chez l'homme ; les résultats
sont donc bien plus nets.

Les expériences peuvent se diviser en deux groupes :
les unes ont été faites en portant à la surface de la peau
les excitations les plus diverses ; les autres, d'une interprétation peut-être encore plus difficile, en couvrant
entièrement un animal d'un enduit imperméable.

Parmi les premières, nous indiquerons les suivantes :

Lassar (1) avait institué, à la suite de l'observation clinique que nous avons citée, une série d'expériences pour
élucider ces faits. Il épilait avec le sulfure de calcium

---

(1) Lassar. — *Arch. f. pathol. anat. t.* 77, 1880.

dilué une certaine étendue de la surface cutanée d'un
animal (opération anodine prétend-t-il), nous verrons que
nos expériences ne nous permettent pas d'admettre cette
affirmation (voir expér. XXVIII), puis il faisait des applications irritantes variées en se servant surtout d'huile
de croton diluée et il obtenait toujours de l'albuminurie
sans lésion rénale; le pétrole et le styrax agiraient de
même quoique plus lentement. Dans tous ces cas, l'auteur admet que la substance traverse la peau et est
amenée au rein par le sang. Il voit, en effet, d'abord apparaître dans l'urine une substance analogue aux résines,
puis pas moins de trois variétés de substances albuminoïdes à réactions singulières et enfin, après **24** heures
seulement, l'albumine vraie. Pour lui, il en est de même
dans la scarlatine.

Wolkenstein (1) avait fait aussi d'une manière plus
complète des recherches sur la question. Il rase l'animal
avant d'appliquer la substance irritante. Ses expériences
très nombreuses (40 observ.) lui ont permis d'établir que
lorsque l'irritation est peu intense, il y a hyperémie simple,
et au contraire néphrite parenchymateuse lorsque l'irritation a été forte ; dans tous les cas, il y a diminution de la
sécrétion urinaire et albuminurie, soit simple, soit accompagnée de cylindres, de globules sanguins, etc. Certaines
substances traverseraient la peau et iraient s'éliminer
par les reins; d'autres, au contraire, n'auraient qu'une
action locale purement irritative sur la surface cutanée.

Feinberg (2), qui avait fait aussi antérieurement les

---

(1) Wolkenstein. — *Arch. f. pathol. an. t.* 1867, p. 419.
(2) Feinberg. — *Centralblatt f. d. med. Whiss.* n° 39, 1876, et antérieurement, 1873.

mêmes expériences, était arrivé à des conclusions analogues; il donne comme interprétation du phénomène qu'il y a constriction réflexe de tous les petits vaisseaux, d'où congestion viscérale, extravasation sanguine, etc.

Mais ces irritations chimiques ne sont pas les seules qui aient été tentées ; les deux auteurs que nous venons de citer ont aussi étudié l'influence des irritations cutanées dues au courant faradiqne ou à une action mécanique. Ils ont pu constater que, dans les cas simples, on obtient une albuminurie légère, qui dure trois à six heures, tandis qu'avec une excitation plus intense, l'albuminurie dure trente-six heures ; ils admettent qu'il y a soit hyperémie passive par contraction réflexe des artères, soit même dégénérescence trouble ou granuleuse de l'épithélium rénal.

Nous citons quelques expériences typiques choisies parmi une série d'autres, que nous avons faites au moyen de ces divers procédés. Dans les deux expériences qui portent les nos XXXV et XXXVI, l'excitation cutanée joue certainement le principal rôle ; cependant, le courant ayant été très fort et appliqué pendant longtemps, on peut considérer ces faits comme des exemples de faradisation généralisée; nous les indiquons simplement à titre de renseignement. Dans les deux cas, nous voyons l'albuminurie survenir rapidement, et dans le second, l'examen histologique montre une congestion intense du rein avec amas colloïdes dans les tubes.

L'expérience XXXVII montre l'effet produit par la faradisation cutanée seule ; on obtient d'abord de l'hématurie, puis de l'albumine qui diminue progressivement.

Dans l'expérience XXXIX, on peut constater l'in-

fluence de l'épilation par le sulfure de calcium et l'apparition tout à fait transitoire de l'albumine à la suite, fait
contraire à ce que prétendait Lassar, qui considérait le
procédé comme tout à fait anodin.

Les expériences XLIII et XLIV montrent que des brûlures, même superficielles, peuvent produire une excitation cutanée suffisante pour faire apparaître dans l'urine
de l'albumine en minime quantité, il est vrai, et d'une
façon tout à fait passagère. Même résultat est produit
par une friction faite par le chloroforme sur un point de
la peau d'un animal dépouillée de ses poils. L'observation XL montre l'évolution de l'albuminurie dans ce
cas.

Il est enfin un groupe d'excitations cutanées, ou plutôt
sous-cutanées, bien remarquables par leur symptomatologie, toujours la même, ainsi que par la singularité des
résultats obtenus ; il s'agit de l'injection sous-cutanée
de chloroforme. Cette expérience, imaginée par M. le
professeur Bouchard, a été faite par lui bien souvent et
répétée un très grand nombre de fois par M. Charrin et
par moi, au laboratoire de pathologie générale. Nous
avons choisi deux expériences typiques, n°s XLI et XLII,
qui indiquent les résultats, toujours les mêmes, que l'on
obtient soit par une dose modérée, soit par une dose forte
de chloroforme injectée •sous la peau. Dans le premier
cas, la piqûre étant généralement faite l'après-midi avec
1^cc de chloroforme, on constate l'albuminurie le lendemain matin, et cette albuminurie est rétractile, l'urine
ne contenant généralement aucun élément figuré. L'animal semble être en pleine santé toute l'après-midi, puis,
le lendemain matin, on le trouve mort avec des congestions viscérales intenses. Dans la forme plus grave, pro-

duite par l'injection de 2^{cc}, l'hématurie se voit au lieu de l'albuminurie, et l'animal, mourant dans les mêmes délais, on trouve le lendemain, à l'autopsie, des congestions viscérales intenses pouvant parfois aller jusqu'à l'hémorrhagie interstitielle.

Le microscope montre les vaisseaux du rein extrêmement dilatés, tandis qu'on trouve une assez grande quantité de globules sanguins dans les tubes. Avec une dose moins forte, un demi-centigramme, par exemple, les symptômes sont atténués et le lapin survit. Ces expériences donnent *toujours* les mêmes résultats sur le lapin ; si on les essaie sur le·chien, ainsi que nous l'avons fait plusieurs fois, on obtient exactement les mêmes symptômes, terminés par la mort, dans le même délai, pourvu que la dose de chloroforme injectée soit suffisante (10 cc. par exemple pour un chien de petite taille : 5 kilogr.) Ces faits doivent bien entendu être pris en sérieuse considération, aussi devra-t-on être très-circonspect lorsque l'on voudra faire des injections sous-cutanées de chloroforme chez l'homme.

Nous avons indiqué, en passant, les opinions des auteurs sur la pathogénie de l'albuminurie dans tous ces cas.

Nous pensons que, au moins pour l'interprétation de nos expériences, les données que nous fournissent, d'une part l'autopsie immédiatement après la mort, et surtout l'examen histologique, sont suffisantes pour nous faire admettre que dans ces cas encore il y a action réflexe, ayant pour point de départ la surface·cutanée et se répercutant sur le rein où elle produit une dilatation vasculaire, vraisemblablement, avec ralentissement de la circulation, circonstances parfaitement suffisantes pour produire l'albuminurie. Dans les faits d'injection de chloro-

forme, nous voyons ce procédé se montrer sous sa forme
la plus exagérée. Nous pensons également que la même
interprétation peut être donnée des albuminuries légères,
produites chez l'homme par les excitations cutanées, ces
faits n'étant en somme que la reproduction très atténuée
de ce qui se passe chez les animaux mis en expérience.
C'est là la façon la plus simple et la plus vraisemblable
de comprendre le mécanisme de ces albuminuries.

Enfin, un dernier procédé, dont l'interprétation est encore bien obscure, peut être mis en œuvre, c'est le vernissage. Tentée bien des fois par Semmola, Fourcault, Bal-
biani, Valentin, Edenhuizen., etc, cette méthode a toujours
produit rapidement de l'albuminurie accompagnant un
état général grave. On connaît aussi l'expérience de Bernard qui, recouvrant d'un enduit imperméable la surface
tout entière du corps d'un lapin, voyait apparaître les
mêmes phénomènes graves, à moins qu'il ne pratiquât
une petite ouverture dans l'enduit, auquel cas les phénomènes étaient considérablement atténués.

Senator, (*Archiv. f. path. an. und. phys.*, Bd. 60, 1878)
a repris cette question. Se basant sur ces faits bien connus
de brûlures étendues n'amenant pas nécessairement la
mort et d'une façon rapide, sur ceux de l'emplumage de
criminels enduits de glu qui se pratiquait autrefois en
Amérique, etc., il tenta sur ses malades une série d'expériences analogues. Il put enduire impunément d'em-
plâtres adhésifs toute la surface du corps de plusieurs
sujets sans qu'ils en ressentissent le moindre inconvénient,
ni qu'ils eussent aucun accident. C'est là en somme un
résultat singulier, car, chez les animaux, sur le lapin par
exemple, le vernissage, même incomplet, produit soit de
l'albuminurie, soit de l'hématurie et un état général grave,

convulsions, diarrhée, etc. (expér. XXXVIII). Il est vrai que Senator prenait des gens peu sérieusement malades, et qu'alors ils ne se trouvaient pas dans cet état d'hyper-excitabilité morbide qui, à ce point de vue, peut permettre d'appliquer à l'homme les données fournies par les expériences sur le lapin.

Les deux expériences de vernissage que nous avons choisies pour les signaler sont très typiques; nous voyons l'animal présenter rapidement un état général grave, de la diarrhée, même des convulsions, et dans un cas seulement de l'albumine non rétractile, l'enduit étant insuffisant, dans l'autre au contraire de l'hématurie; les deux animaux d'ailleurs sont morts en peu de temps.

L'interprétation de ces phénomènes présente la plus grande difficulté. Bien des hypothèses ont été émises. On a prétendu que les fonctions de la peau, fonctions dont l'importance est considérable (voir pour les détails : article *albuminurie* de Jaccoud dans le Dictionnaire de médecine et chirurgie pratiques, tome premier), étant ainsi suspendues, l'individu ou l'animal s'intoxiquait par les pro-produits excrémentitiels qu'il ne pouvait plus éliminer par cette voie. De plus, ces produits altérant le sang, pouvaient ainsi donner naissance à l'albuminurie. On a pensé aussi à incriminer l'arrêt de l'exhalaison gazeuse qui élimine par la peau, en 24 heures, 8 gr. 95 d'acide carbonique chez l'homme adulte d'après Scharling, tandis que l'absorption d'oxygène par la même voie, absorption qui, d'après le même physiologiste, est de 1857 pouces cube en 24 heures, est totalement supprimée. On peut en effet constater, sur les animaux en expérience, une grande accélération de la respiration, probablement afin de suppléer à l'arrêt des échanges gazeux.

Malgré cela, l'acide carbonique s'accumulerait dans le sang et c'est lui qui ferait apparaître l'albumine dans l'urine, l'inhalation de ce gaz, suffisant ainsi que l'a démontré Vogel, pour produire de l'albuminurie. Cette accumulation de l'acide carbonique pourrait aussi expliquer les convulsions, que nous signalons dans une de nos observations, tandis que son action directe sur les centres nerveux pourrait aussi permettre de comprendre l'hématurie, que nous signalons dans un de nos cas.

Telles sont les données expérimentales que nous avons pu réunir au sujet de l'influence des excitations cutanées sur la production de l'albuminurie transitoire. Le sujet étant, en somme, mal connu et assez neuf, nous avons tenu à l'exposer avec quelques détails. D'ailleurs, ces faits nous serviront lorsque nous chercherons à interpréter un certain nombre de cas d'albuminuries, dites physiologiques.

IV. — ALBUMINURIES PAR HYPOTHERMIE.

Les observations cliniques où l'abaissement de la température seule aurait produit de l'albuminurie sont fort rares, à moins qu'on enregistre les faits naturellement expérimentaux dont les malades, de par les éléments, deviennent les sujets, nous voulons parler des cas de congélation plus ou moins étendue. L'albuminurie a été signalée dans ces cas. Nous faisons, naturellement, abstraction des cas extrêmes de congélation complète où l'on a pu même signaler l'urémie.

Quelques expériences ont été entreprises pour étudier ce mécanisme.

Afanassiew (1) ayant refroidi des animaux et produit de l'albuminurie, l'explique par une paralysie vaso-motrice de la peau; le sang s'écoulerait alors vers les organes internes, y produirait de la congestion intense, puis de l'irritation et finirait par les enflammer, l'albu-minurie reconnaîtrait alors à la fois une cause mécanique et une cause purement anatomique.

Lassar (2) ayant immergé des animaux dans l'eau glacée, pendant quelques minutes seulement, obtint des phénomènes analogues : urine albumineuse, inflamma-tion interstitielle des reins et du poumon, des muscles et du cœur, les capillaires étant partout extrêmement dilatés. La température s'élevait le lendemain et on trou-vait de l'albumine même dans la bile.

Labadie-Lagrave, dans sa thèse d'agrégation de 1878, pense que le froid peut provoquer de la congestion céré-brale et de la congestion rénale, pouvant produire l'hé-maturie; il admet que, par suite de la contraction des vaisseaux périphériques, il se produit une dilatation compensatrice des vaisseaux internes, causes de tous les phénomènes observés.

Au reste, ce n'est pas là une vue de l'esprit, c'est un fait qu'il nous souvient d'avoir expérimentalement cons-taté jadis. Cet antagonisme entre l'action des vaso-mo-teurs cutanés et viscéraux serait d'ailleurs un fait fré-quent (communicatinn orale du professeur Dastre). C'est donc vraisemblablement là l'explication de l'albuminurie consécutive à l'hypothermie. Nous avons cherché à re-produire ce symptôme dans les expériences qui portent

---

(1) Afanassiew. — *Centralblatt f. médic. Wiss.* n° 35, 1877.
(2) Lassar. — *Arch. f. phys*, 1879.

les n°s XLV, XLVI et XLVII. Nous avons cherché à ne pas avoir un trop grand écart entre la température du bain et la température de l'animal. Au lieu d'eau glacée, nous nous sommes servi d'eau à 8° ou 10°.

Dans les trois cas, à la fin de l'expérience, la température de l'animal était tombée à 25° ou même 22°. Or, tandis que dans le fait où la température tombait à 25° seulement, n° XLV, nous obtenions de l'albumine non rétractile, dans un autre, n° XLVI, la température finale étant de 22°, nous avions de l'albumine rétractile ; dans ces deux cas les animaux succombaient pendant la nuit. Dans le troisième, au contraire, n° XVLII, la température de l'animal après le bain descendit à 25°,5 seulement et nous constatâmes successivement dans l'urine de l'albumine rétractile et une hématurie abondante, l'animal résista et était entièrement guéri le lendemain.

Comment devons-nous comprendre la pathogénie de ces faits? Il est bien vraisemblable que les explications multiples, fournies pour interpréter les cas où l'action du froid a été d'assez longue durée, ne sont guère applicables en l'espèce. Nous ne saurions accorder une grande importance, dans nos faits expérimentaux, à l'exagération de la quantité d'acide carbonique contenue dans le sang artériel et à l'augmentation d'oxygène du sang veineux (Urbain et Mathieu, Recherches sur les gaz du sang, *Archives de Physiologie*, décembre 1872). Nous ne pouvons guère non plus admettre, ainsi que cela a été signalé dans certains cas de congélations, l'existence d'une néphrite a frigore ; rien ne nous autorisant à admettre cette lésion rénale. Il est bien plus probable que c'est au trouble vaso-moteur réflexe, ainsi du reste que l'a prétendu Goodfellow le premier, trouble **dont nous parlions tout à l'heure,** qu'il y a lieu d'attribuer la production de l'albuminurie par hypothermie passagère.

V. — ALBUMINURIES ASPHYXIQUES.

Cette forme d'albuminurie est extrêmement fréquente, cependant les cas où on peut l'observer, à l'état de simplicité, ne sont pas fort nombreux. Si en effet on peut rencontrer l'*albumine* dans presque toutes les circonstances où la respiration se fait mal, elle peut dans ces cas s'interpréter de plusieurs façons. D'une part, la diminution du champ de l'hématose entrave les transformations des albuminoïdes, et, d'autre part, la dyspnée modifie mécaniquement la circulation et amène des congestions passives dans les principaux viscères, enfin on a aussi prétendu que l'insuffisance des combustions respiratoires faisait du malade un animal à sang froid, à urine normalement albumineuse (1).

Bien plus, lorsqu'on observe des cas pathologiques accompagnés de fièvre, la question se complique encore et le rôle de l'asphyxie dans la production de l'albuminurie devient absolument obscur. Nous laisserons donc de côté par exemple les cas de phthisie où l'interprétation de l'albuminurie s'embrouille encore, tous les cas de dyspnées rapides, telles que la bronchite capillaire, car là encore ainsi, que l'a démontré Abeille, l'albuminurie

---

(1) Edouard Robin, cité par Picot. Des grands processus, t. II, p. 55, et par Gubler, article *Albuminurie*.

pourrait bien être simplement critique, elle survient en effet en général pendant la période de décroissance.

Dans les bronchites aiguës, l'apoplexie pulmonaire et surtout la pneumonie, le mécanisme du phénomène est également trop difficile à saisir. On peut en dire autant de l'albuminurie du croup indiquée par le professeur Sée, un des premiers, bien qu'ici le phénomène calqué sur les faits expérimentaux soit parfois plus facile à saisir. Il se confond en effet alors avec l'albuminurie agonique sur laquelle Gubler (1) a bien attiré l'attention, en montrant qu'au moment où, dans l'agonie, les nerfs vagues commencent à se paralyser, il se fait à travers les reins, comme à travers les séreuses, une transsudation d'albumine avec desquamation des tubuli et formation de cylindres. C'est pour cela que l'urine recueillie sur le cadavre renferme presque toujours de l'albumine. C'est là une observation absolument juste que nous avons pu vérifier fréquemment sur les animaux morts au laboratoire.

Nous citons deux expériences d'asphyxie incomplète par des procédés différents, tous deux suivis d'albuminurie transitoire. Dans l'expérience XLVIII, nous avons simplement enfermé un animal en vase clos jusqu'à ce que le cœur soit sur le point de s'arrêter ; l'animal a présenté presque immédiatement de l'albuminurie rétractile.

Dans l'expériences XLIX, l'animal a été enfermé dans un vase, où nous avons fait peu à peu le vide : l'albuminurie a été bien moins intense. Dans les deux cas, il n'y en avait plus trace après 24 heures.

---

(1) Gubler. — *Dictionnaire encyclopédique des sciences médicales*, article *Albuminurie*.

Si l'on cherche l'interprétation de l'albuminurie dans ces faits, on ne peut guère admettre autre chose dans le premier cas que l'empoisonnement par l'acide carbonique et l'on sait, depuis les expériences de Vogel, que l'introduction d'acide carbonique dans le sang produit l'albuminurie. Quant au second cas, on ne peut guère invoquer que l'anoxhémie. Ces deux expériences permettent donc de dissocier l'influence pathogénique ordinaire, et nous montrent que l'action de l'acide carbonique est bien plus puissante sur la production de l'albuminurie que celle qui résulte d'un apport insuffisant d'oxygène aux tissus.

CHAPITRE IV.

Des Albuminuries transitoires chez les gens bien portants.

La constatation d'albuminuries transitoires chez les gens bien portants est un fait tout récent. C'est une de ces questions encore neuves qui reposent sur un nombre d'observations trop peu considérable pour qu'on puisse essayer dès maintenant d'en constituer un type nosologique.

Nous n'avons donc pas la prétention d'en faire un exposé didactique, renvoyant pour les détails à l'excellente revue du professeur Lépine. (*Revue de médecine,* juin, juillet 1882.) Nous indiquerons simplement les principales observations sur lesquelles on a essayé d'établir la réalité de cette forme d'albuminurie ; puis, ayant fait la critique de ces observations, nous exposerons, avec quelques détails, les nôtres qui ont porté sur un assez grand nombre de sujets sains, puis nous essaierons de déduire, de ces faits et de quelques-unes des expériences que nous avons relatées dans le courant de ce travail, une interprétation du phénomène que nous ne présenterons d'ailleurs absolument qu'à titre d'hypothèse, vraisemblablement transitoire elle aussi.

Vogel le premier avait signalé des cas où on rencontrait de l'albuminurie intermittente chez des gens dont la santé ne laissait rien à désirer. Ultzmann, en signala huit cas en 1870 ; depuis, bien d'autres exemples en ont été indiqués par Guéneau de Mussy (1), Leube (2), Dukes, Moxon, Saundby (3), Marcacci (4), Edlefsen (5), Fürbringer (6), Peabody, Runeberg (7), Munn, Kleugden, Kinnicutt, Johnson, Senator. Or, si on examine ces divers cas, on reconnaît aisément que, sous une même dénomination, les auteurs ont publié une série de faits qu'il est absolument impossible de comparer les uns aux autres.

Les uns, en effet, ont trait à des gens atteints d'une maladie véritable, plus ou moins occulte, mais n'en existant pas moins, et se manifestant de temps à autre par quelque symptôme fugace. Tels sont les cas signalés par Guéneau de Mussy, un des premiers (*loc. cit.*). D'ailleurs, lui-même leur donne un nom bien caractéristique, il les dénomme des albuminuries latentes et a bien soin d'insister sur les manifestations pathologiques frustes qu'ils présentent souvent, tels que faiblesse musculaire, dyspepsie, amaigrissement, etc ; ces formes pourtant sont longtemps compatibles avec la vie : 12 à 15 ans dans deux de ses observations. Il n'y a donc pas lieu de nous arrêter sur ces faits, ce sont des cas de néphrite à marche

---

(1) G. de Mussy, — *Clinique médicale,* t. II, p. 227, 1875.
(2) Leube. — Ueber die ausscheidung von Eiweiss im Harn des gesunden Menschen (Arch. *f. path. an.,* 1877).
(3) Saundby. — Albuminurie de la puberté. (*Brit. medic. J.,* 10 mai 1879).
(4) Marcacci. — *Imparziale Florence,* 1878).
(5) Edlefsen. — Ueber albuminurie bei gesunden Nieren (*Berl. Klin. Woch* , septembre 1877).
(6) Fürbringer. — Zur Kenntniss der albuminurie (*Zeitsch. f. Klin. Med. B.* 1, 1880).
(7) Runeberg. — (*Deut. Arch. f. Klin. med.* bd XXVI, 1880).

lente. Les observations rapportées par Moxon et citées dans une bonne thèse passée tout dernièrement par M. Rendall sur l'*albuminurie alimentaire* (Th. de Paris, 1883), doivent être rapprochées un peu des précédentes, il s'agit là de sujets lymphatiques ou nerveux, se plaignant de malaise général, de difficulté dans le travail, qui sont dans une sorte d'état intermédiaire à la santé et à la maladie et chez lesquels les circonstances les plus banales et surtout la digestion font naître de l'albuminurie qui disparaît souvent aux heures éloignées des repas, et qu'on ne trouve presque jamais dans les urines de la nuit. C'était également l'avis de Johnson (1), qui accorde aux repas une grande influence. En ces cas, M. Rendall a pu même tracer un tableau de l'individu qui souffre de cette affection, il ressemble assez à celui qu'indique Guéneau de Mussy, il y a certainement analogie dans la symptomatologie.

Parmi les 145 malades examinés par Saundby à l'hôpital général de Birmingham (*Brit. Medic. Journ.*, 1879), 105 avaient, d'après lui, de l'albumine dans l'urine ; mais tous, à une exception près, souffraient de *débilité* ou de *dyspepsie*.

Donc, là encore, il s'agit de malades peu graves, il est vrai, mais ce ne sont pas des gens absolument sains.

Edlefsen a donné aussi le résultat de recherches qu'il a entreprises sur les urines de trois hommes bien portants, mais anémiques ; or, dans ces cas, l'albuminurie n'apparaissait qu'à la suite de grandes fatigues musculaires. C'est aussi à un résultat analogue qu'est arrivé

---

(1) *Brit, medic. Journ.*, décembre 1879.

Fürbringer, qui, ayant examiné les urines de 64 enfants de trois à six ans, placés dans des conditions identiques, vivaient de la même vie dans un asile. Or, il en trouva 7 qui présentaient de l'albuminurie intermittente, et, sur ces 7, 4 se portaient extrêmement bien, tandis que les 3 autres étaient un peu anémiques. Ici donc, 3 des sujets au moins n'étaient pas passibles des reproches que l'on pouvait adresser à ceux des autres expérimentateurs. Dans tous ces cas, il remarqua que l'albuminurie apparaissait surtout l'après-midi, et que les émotions morales dépressives, ainsi que les grandes fatigues musculaires, avaient une action puissante sur la production de ces albuminuries. En somme, bien que, dans ce cas, 4 des enfants fussent bien portants, les 3 autres étant anémiques, l'expérience n'était donc pas absolument démonstrative.

Au contraire, les observations de Leube, un peu antérieures à celles que nous venons d'indiquer puisqu'elles datent de 1877 (*loc. cit.*), ont une réelle valeur. Il s'agit là de soldats absolument sains et vigoureux. Sur 119 sujets, il rencontra de l'albumine 5 fois, lorsque les urines étaient examinées le matin, et au contraire 19 fois après une longue marche ; dans tous ces cas, l'urine ne renfermait jamais plus de $0^g,1$ d'albumine par litre. Leube, qui rappelle ces cas dans son Traité récent des maladies des reins, publié en collaboration avec Salkowsky, émet, pour expliquer ces faits, une série d'hypothèses, et admet successivement une anomalie du revêtement épithélial du·rein ou de ses vaisseaux, une porosité plus grande de la membrane filtrante, etc., ou bien il pense que l'exercice musculaire, ainsi que l'a démontré Ranke, attirant plus de sang dans les muscles, abaisse la pression dans la profondeur et ralentit la circulation, ce qui pourrait expliquer le filtrage de l'albumine. D'ailleurs, Bartels a reconnu qu'en pareille circonstance, chez les albuminuriques, la teneur de l'urine en albumine augmente.

Enfin il est un auteur, Marcacci (*loc.cit.*), qui a été plus loin : il a prétendu que l'on trouvait de l'albumine dans l'urine de tous les sujets, mais uniquement pendant le jour, tandis qu'elle manquait absolument dans celle de la nuit ; le jour, parfois aux heures les plus éloignées des repas, on n'en trouvait pas, mais alors un exercice même modéré suffisait pour la faire réapparaître. Senator serait d'avis que l'albuminurie est un phénomène presque physiologique.

C'est, en effet, par l'étude de sujets *absolument sains* que l'on pourra espérer éclairer un peu cette question si obscure, tous les cas où la santé n'est pas complètement bonne devant être suspectés à juste titre. C'est ce que nous avons essayé de faire en apportant tout le soin possible aux examens des urines.

Nos recherches ont porté d'une part sur des soldats jeunes et en bonne santé, sur des enfants sains également, sur des malades de l'hôpital pris au hasard, enfin nous avons fait de très nombreux examens d'urine de sujets sains aux différents moments de la journée et dans des circonstances variées. Nous allons en donner le résultat avec détails.

1° *Soldats*. — Avec l'autorisation bienveillante de M. le général Fay et avec le concours de M. le Dr Bertrand, médecin major de 1e classe, nous avons pu examiner les urines de 100 soldats âgés de 21 à 25 ans, tous en bonne santé. L'examen a été fait un lundi, donc ils n'avaient pas eu d'exercices ni de fatigues assez grandes depuis le samedi ; de plus, c'était l'après-midi et quatre heures environ s'étaient écoulées depuis le repas du matin assez frugal, comme on le sait, et que tous avaient pris également. C'étaient tous de jeunes soldats, arrivés depuis peu en général de leur pays, aussi aucune affection vénérienne n'existait chez eux, à deux ou trois exceptions près. Lorsque l'urine paraissait un peu suspecte, on en recueillait une partie qui était ultérieurement examinée, mais, dans la plupart des cas, elles étaient d'une transparence parfaite. L'examen était fait immédiatement après que chaque homme avait uriné dans un verre soigneusement lavé. Tous les renseignements sur leur santé actuelle ou antérieurs qu'ils pouvaient fournir étaient indiqués.

L'examen était fait d'abord en versant l'urine goutte à goutte sur le réactif Tanret placé au fond d'un tube ; dans les cas douteux, le disque ainsi obtenu était légèrement chauffé ou quand le disque était bien marqué, on faisait également l'essai avec le réactif Tanret mélangé à l'urine et chauffé. Jamais nous n'avons tenu compte des disques à peine marqués qui, si on s'en rapporte au tableau contenu dans notre premier chapitre, correspondent à 0 gr. 0035 d'albumine par litre ; on n'a indiqué comme disque mince que le petit disque qui correspond environ à une teneur en albumine de l'urine de 0 gr. 007 0|0. Pour fixer les idées, nous avons représenté par des chiffres, suivant les données établies dans le premier chapitre, les différents aspects que donnaient les précipités d'albumine, il faudrait donc bien se garder de leur accorder une valeur absolue, impossible d'ailleurs à établir en pareil cas. L'analyse de ces cas réduits à 98 par élimination de deux sujets donne les résultats suivants :

54 soldats n'avaient rien dans l'urine ou ce louche bleuâtre non dosable.

20 présentaient un léger disque (disque mince), approximativement 0 gr. 007 d'albumine par litre.

2 un disque moyen, approximativement 0 gr. 015 d'albumine par litre.

22 présentant dans leur urine un louche uniforme par le réatif Tanret et la chaleur, ou de l'albumine rétractile, se décomposaient ainsi :

12 n'avaient absolument rien dans leurs antécédents.

Mais parmi les 10 autres, il y a lieu d'en éliminer 2, l'un ayant au moment de l'examen une angine assez forte et l'urine nous ayant montré çà et là un cylindre (0 g. 08 à peu près d'albumine par litre), l'autre étant un peu fébricitant (0 gr. 1 d'albumine par litre), deux circonstances expliquant, à elles seules, l'existence d'une certaine quantité d'albumine.

Parmi les 8 autres, deux avouèrent avoir fait quelques excès génitaux la veille. Leur urine d'ailleurs ne contenait absolument aucun élément figuré. Chez l'un, l'albumine était en minime proportion, environ 0 gr. 05 par litre, tandis que chez l'autre, plus catégorique encore dans sa confession et légèrement rhumatisant, bien que vigoureux et jouissant d'une excellente santé, l'urine renfermait certainement plus de 0 gr. 5 par litre. L'examen des 6 autres sujets nous permit de constater chez 2 l'existence probable de l'épilepsie, l'un d'eux n'avait qu'une faible proportion d'albumine, 0 gr. 03 environ, tandis que l'autre dans les antécédents duquel nous trouvions en plus une fièvre typhoïde un an auparavant, présentait certainement plus de 0 gr. 5 par litre. La santé de ces deux sujets était d'ailleurs excellente en dehors de cela.

Enfin, sur les quatre derniers sujets, deux présentaient une assez faible quantité d'albumine, environ de 0 gr. 03 à 0 gr. 05 par litre : l'un était rhumatisant et avait eu jadis une fluxion de poitrine, et l'autre, bien que se portant bien actuellement, aurait eu, trois ans avant, une hémoptysie.

Des deux derniers sujets, l'un avait eu la rougeole étant enfant et, peu de temps auparavant, des chancres mous ayant duré longtemps et cicatrisés depuis peu. Son urine pouvait contenir approximativement 0 gr. 06 d'albumine par litre ; au reste, sa santé actuelle était bonne. Enfin le dernier soldat était un homme très vigoureux, jouissant d'une *excellente* santé, très légèrement rhumatisant, qui niait tout excès d'aucune sorte et dont l'urine très limpide, et ne contenant absolument aucun élément figuré, renfermait de l'albumine rétractile à moyens flocons avec le réactif Tanret et la chaleur, appréciable même très nettement par l'acide nitrique seul et répondant certainement à une teneur d'au moins 0 gr. 6 par litre.

Si donc nous établissons un tableau de ces 98 cas indiquant la quantité approximative d'albumine par litre, que l'examen des urines nous a révelée ainsi que les antécédents pathologiques, nous aurons les données suivantes.

[*Rien* : 54 sujets. — Dans leurs antécédents :

40 antécédents nuls ;
4 dothiénenterie (il y a déjà plusieurs mois) ;
1 pneumonie ;
3 rhumatisme ;
1 blennorrhagie (récente) ;

2 rougeole ;

1 fièvre intermittente ;

1 syphilis (2 ans avant) ;

1 tousse actuellement.

Soit 40 sans antécédents et 14 avec antécédents pathologiques.

Léger disque (approximativement 0 gr. 007 d'albumine par litre) : 20 sujets. — Dans leurs antécédents :

9 antécédents nuls ;

2 dothiénenterie ;

2 pneumonie ;

1 rhumatisme ;

2 blennorrhagie (peu auparavant) ;

1 rougeole ;

1 fièvre intermittente ;

1 eczéma ;

1 pituites.

Soit 9 sans antécédents et 11 avec antécédents pathologiques.

Disque moyen (environ 0,015 albumine par litre) *louche uniforme par le Tanret et la chaleur* (environ de 0,04 à 0,08 d'albumine) : 24 sujets. — Dans leurs antécédents :

13 antécédents nuls ;

1 pneumonie et rhumatisme ;

1 hémoptysie ;

2 épilepsie ;

1 chancres mous ;

1 fatigue génitale, la veille ;

1 syphilis ;

1 fébricitant ;

0,5 à 0,8. (1 angine actuelle ;
albumine { 1 excès génitaux; la veille ;
par litre. (1 rhumatisant, bonne santé.

Soit 13 sans antécédents et 11 avec antécédents ou état pathologique actuel.

Tous se portant d'ailleurs *parfaitement bien* actuellement.

Nous avons tenu à donner avec quelques détails ces résultats obtenus chez des gens jeunes, soumis au même régime, examinés en dehors de tout exercice exagéré et assez loin d'un repas d'ailleurs peu copieux. Nous chercherons tout à l'heure les données que l'on peut tirer de ces faits.

Nous avons examiné en second lieu, exactement de la même façon, les urines de 97 enfants de un an et demi à dix-huit ans. Ces enfants étaient tous bien portants, soumis également au même régime, nous avons examiné les urines immédiatement après le déjeuner, alors que l'influence *chimique* de la digestion n'avait pas encore eu le temps de se faire sentir. Tous ces enfants venaient des divisions d'enfants valides à l'hospice des Enfants-Assistés où nous avons pu les examiner, grâce à l'autorisation bienveillante de M. le professeur Parrot et avec le concours du directeur, M. Lafabrègue.

Les enfants étaient répartis de la façon suivante d'après leur âge :

De 1 an 1⁪2 à 5 ans : 27 sujets;
De 7 ans à 11 ans : 50 sujets;
De 12 ans à 15 ans : 19 sujets;
Un seul de 18 ans.

16 d'entre eux n'avaient *absolument* rien dans l'urine.

Chez 19, on pouvait déceler au point de contact de l'urine versée sur le réactif ce léger louche bleuâtre qui, d'après les dilutions, correspondrait à des traces de matière albuminoïde, soit très approximativement 0 gr. 003 d'albumine par litre.

Chez 19 également le disque un peu plus marqué pouvait correspondre à 0,005 d'albumine par litre.

Nous n'insisterons pas sur ces premières données beaucoup trop vagues mais qui pourtant semblent indiquer l'existence, dans l'urine de ces enfants, de traces d'une substance albuminoïde autre que les peptones, puisque les disques ne disparaissaient pas lorsqu'on les chauffait. Si l'on veut comparer ces résultats à ceux fournis par l'examen des soldats, on devra remarquer que, dans ce cas, nous avons considéré comme n'ayant rien toutes les urines qui donnaient ces très légères réactions.

Chez 9, disque mince, correspondant à 0 gr. 007 d'albumine par litre.

Chez 6, disque correspondant à peu près à 0 gr. 02 d'albumine par litre.

Chez 7, disque indiquant environ 0 gr. 03 albumine par litre.

Et enfin chez 16 un louche indiquant 0 gr. 06 d'albumine par litre au maximum.

Nous avons dû négliger les urines de cinq enfants parmi les plus jeunes, à cause de l'erreur résultant du mélange de l'urine avec les matières fécales.

En somme, 38 enfants sur 92 avaient assez nettement de l'albumine. Nous trouvons très nettement que l'albuminurie est infiniment moins abondante que chez nos adultes et d'une fréquence moindre ; elle ne dépasse, dans aucun cas, 0,06 environ,

Si nous examinons ceux dans l'urine desquels nous avons trouvé un peu plus d'albumine (les deux dernières catégories), nous voyons que ce sont en général des sujets de 10 ans, sauf un de quatre ans, nous pouvons reconnaître les influences bien nettes de l'eczéma (deux cas), et d'une angine (un cas). Deux enfants indiquaient bien la diathèse tuberculeuse chez leurs parents.

Si nous comparons ces résultats à ceux que vient d'indiquer le docteur Leroux, chef de clinique des maladies des enfants, dans le dernier numéro de la *Revue de Médecine*, nous trouvons au premier abord une discordance complète qui disparaîtra si l'on veut bien éliminer de ce travail les observations qui se rapportent à des faits pathologiques bien nets et que l'on ne saurait classer sous la rubrique d'albuminuries physiologiques (par exemple obs. I, III, IV, XI). On arrivera ainsi à la même conclusion que nous, c'est que, chez les enfants, l'albuminurie à *l'état physiologique* est notablement moins fréquente et moins marquée que chez l'adulte. Cette constatation serait à rapprocher des résultats obtenus par Edmond Martel, élève de Gubler, chez un grand nombre de jeunes sujets, même à l'état fébrile (Art. *Albuminurie*, Dictionnaire de Dechambre).

Enfin, nous avons fait également l'examen des urines de 35 malades de notre service, pris au hasard, malades non fébricitants et n'ayant pas d'affection capable de produire nettement par elle-même l'albuminurie.

L'examen a porté sur les urines de la nuit, il a été fait toujours de la même façon. Chez quatre seulement les urines ne contenaient rien ; chez tous les autres on obtenait tantôt un disque mince, mais bien caractérisé, tantôt un disque assez marqué, et rien par le Tanret et la chaleur.

Et maintenant, quelles déductions tirer de ces faits?

Sur un terrain encore aussi peu solide, on ne saurait se hasarder sans les plus grandes précautions. Cependant, ayant tenu à exposer un grand nombre d'observations, nous sommes en droit d'en tirer les indications qu'ils nous semblent fournir et de les indiquer, ne fût-ce qu'à titre d'hypothèses. Un premier point se dégage des nombreux examens que nous avons pratiqués.

Très fréquemment, 44 fois sur 100 pour les soldats, 38 fois sur 92 pour les enfants, tous en état de santé, et enfin, 30 fois sur 35 malades, nous avons pu constater, avec un réactif et une méthode extrêmement sensibles, la présence d'un petit disque que nous sommes en droit de considérer comme attribuable à la présence dans l'urine de substances albuminoïdes autres que des peptones ; le disque, en effet, ne disparaissait pas en chauffant, et, d'autre part, la transformation de ce disque en louche uniforme sous l'influence de certaines excitations, son identité d'aspect avec ceux que fournissent des dilutions d'albumine, tout nous permet de l'interpréter ainsi. Or, ce disque varie constamment chez le même sujet ainsi que nous l'avons bien souvent constaté. Tantôt, il existe très marqué, tantôt, il est à peine visible, tantôt, enfin, il n'existe pas. Quant aux influences qui le font augmenter nettement, il nous a semblé qu'elles étaient surtout d'origine nerveuse (travail cérébral, veilles, excitations génésiques) ; les repas ne nous ont pas paru le modifier beaucoup ; nous l'avons vu, en effet, manquer bien souvent pendant l'après-midi. Si, expérimentalement, ainsi que nous l'avons fait (voir chapitre des excitations cutanées), on produit une excitation un peu forte : électrisation, frictions cutanées, on peut constater avant l'expérience que l'urine ne contient rien, tandis qu'après, elle renferme souvent un disque plus ou moins net. Ou bien au contraire, on trouve avant l'excitation un disque, tandis qu'après, on obtient un louche uniforme par le réactif et la chaleur, signe que nous considérons comme absolument caractéristique de la présence d'une albumine dans l'urine. Si donc cette minime quantité de matière albuminoïde, si fréquente qu'on est bien tenté d'admettre l'opinion de Marcacci, s'exagère si facilement sous l'influence d'une cause expérimentale, n'est-il pas licite d'admettre que dans la vie les choses peuvent se passer ainsi. Le sujet étant soumis à un grand nombre de causes variées d'excitation agissant directement sur lui, pour peu qu'une de ces causes s'exagère, ou bien que lui-même, ne fût-ce que momentanément, réagisse plus fortement, son urine, au lieu de ne renfermer qu'un petit disque de substance albuminoïde impossible à constater avec lesréactifs ordinaires, assez peu sensibles du reste, présentera des traces nettes d'albumine.

Le même réactif, impuissant tout à l'heure, pourra alors déceler la présence d'une matière albuminoïde et l'on dira que le sujet présente de l'albuminurie. Mais que le fonctionnement redevienne normal, la quantité de substance albuminoïde excrétée deviendra de nouveau très minime, le réactif ne pourra plus la déceler, l'on dira que l'individu a eu une albuminurie transitoire et l'on cherchera à interpréter en vain ce phénomène dont on n'aura pu suivre l'évolution complète.

Mais le mécanisme que nous *schématisons* ainsi, pour mieux le faire comprendre, présente évidemment une bien autre complexité et des inconnues indéchiffrables dans l'état actuel de nos connaissances à ce sujet. Il est probable d'abord que cette élimination de substances albuminoïdes est intermittente, nos recherches nous permettent de l'affirmer, qu'elle reconnaît des origines multiples et que son exagération même peut résulter de la suractivité non seulement d'un, mais de plusieurs en même temps de ses modes de production. Si à toutes ces données nous ajoutons celle de la variation chimique constante du milieu organique, qui permet à ces substances albuminoïdes de se manifester et de s'éliminer plus ou moins facilement, qui modifie constamment leur constitution, si nous tenons compte des variations non moins grandes dans le fonctionnement ou la texture de l'organe destiné à l'excrétion, dans l'état de ses vaisseaux (influence que nos expériences montrent avoir une grande valeur) et si encore nous reconnaissons que le phénomène nous présente de bien autres inconnues, nous verrons qu'il est téméraire de vouloir aller un peu loin dans l'explication de ces faits et qu'il est plus sage de s'arrêter à une simple interprétation, déduite rigoureusement de l'examen des faits et acceptée uniquement à titre d'*hypothèse provisoire* capable de permettre peut-être d'aller ultérieurement plus loin encore dans la conception du phénomène.

CONCLUSIONS.

Et si maintenant nous voulons résumer en peu de lignes les données qu'à pu nous fournir cette longue étude nous dirons :

1° Que les albuminuries transitoires des pyrexies reconnaissent deux facteurs principaux. En premier lieu, le plus constant, l'hyperthermie dont nous avons pu démontrer expérimentalement l'influence sur la production soit d'une albuminurie de très courte durée, soit d'une néphrite également transitoire.

En second lieu, une forme spéciale de néphrite, *néphrite infectieuse* du professeur Bouchard, dont nous avons pu démontrer expérimentalement aussi le mécanisme.

Un certain nombre d'observations nous ont permis d'indiquer l'évolution clinique de ces deux variétés d'albuminurie.

2° Les albuminuries transitoires en dehors des pyrexies reconnaissent bien des causes diverses, nous en avons étudié expérimentalement un certain nombre et pu en indiquer quelques-unes, dont le rôle était ou inconnu ou mal démontré ; nous nous sommes efforcé toujours de reproduire ou d'éclairer par l'expérimentation le mode pathogénique tel qu'on le rencontre chez le malade. Nous avons démontré le rôle prépondérant que joue le système nerveux, surtout par le mécanisme des réflexes, sur la genèse de ces albuminuries transitoires.

3° Nous avons essayé, par d'assez nombreuses observations, de jeter quelque jour sur ces faits encore si obscurs d'albuminuries transitoires, et nous sommes arrivé à cette *hypothèse*, basée sur les faits, qu'il s'agit là simplement de l'exagération momentanée d'un phénomène probablement normal que l'imperfection des méthodes d'investigation ne permet pas de constater ordinairement.

OBSERVATIONS

TABLE ANALYTIQUE DES OBSERVATIONS

NÉPHRITES INFECTIEUSES

OBSERVATION I.

*Fièvre typhoïde. — Forme moyenne : température assez élevée.
— Albumine non rétractile. — Traitement par sulfate de
quinine.*

Bom..,, 18 ans, cuisinier, entré le 25 juillet, malade depuis
8 jours, alité depuis 6 jours.

Faciès typique; pâle, T. 40°; urine bière foncée; avec acide
picrique *albumine non rétractile* seulement; dans le verre par
le procédé Gubler, disque de 2 à 3 millimètres, au-dessous
zone rouge intense urohématine. Prend 3 grammes sulfate de
quinine dans la journée.

Le 28, la température oscille toujours autour de 39°, même
jusqu'à 39°,8, il prend chaque jour 4 grammes sulfate de quinine. Urine est claire, avec réactif Tanret ou acide picrique et
chaleur, très léger louche uniforme à peine marqué . albumine
non rétractile et peu.

Le 30, la température oscille toujours de 38°,2 à 38°,8, plus
rien dans l'urine; amélioration les jours suivants. Le malade
entre en convalescence.

OBSERVATION II.

*Fièvre typhoïde. — Forme peu intense, — Accidents cérébraux. —
Mort. — Albumine non rétractile, puis plus rien.*

Th..., 18 ans, garçon marchand de vins, entré 11 juillet, arrêté
depuis 6 jours, alité depuis deux jours. Symptomatologie ordinaire et peu grave, T. oscille de 38° à 39°. — Peu d'affaissement.
Urine claire; par acide picrique et chaleur, louche à peine
marqué; c'est donc albumine non rétractile.

14 *juillet.* Fait normalement une fièvre peu grave, un peu de
diarrhée. Mêmes caractères de l'urine, dans le verre avec l'acide
azotique le disque est à peine sensible; indican peu marqué.

15 *juillet.* Mêmes caractères, l'état général ne semble pas

mauvais, cependant il est un peu affaissé. L'albumine a encore diminué.

16 *juillet*. Excitation violente, délire ; dans l'intervalle des accès dépression profonde, plus rien dans l'urine. La température reste assez basse.

17 *juillet*. Il a beaucoup pâli, s'affaisse et gâte, il meurt dans le coma le 18. — L'AUTOPSIE montre les symptômes ordinaires d'une fièvre typhoïde avec congestions viscérales intenses. Rien à noter aux reins.

OBSERVATION III.

Fièvre typhoïde. — Déterminations thoracique et abdominale. —
Température élevée. — Albumine non rétractile. — Mort.

8 *mars*. Ch..., 25 ans, journalier. Cet homme toussait depuis 3 mois, il avait eu quelque temps avant d'entrer une otite suppurée. Depuis quelque temps aussi anorexie ; lassitude générale, etc. Il fait d'abord pendant quelques jours une fièvre typhoïde classique à température oscillant autour de 39°, bronchite très marquée.

Le 15 *mars*, la *température* atteint 41° ; le *ventre se ballonne*, devient extrêmement douloureux, la dyspnée intense. L'urine est couleur bière foncée, assez claire, elle renferme une notable quantité d'indican et d'urohématine et par l'acide picrique et la chaleur on n'y peut trouver que de *l'albumine non rétractile* type. Le dosage montre, par l'acide picrique, la chaleur, filtration et pesée du filtre, que l'urine ne contient par litre que 0,20 cent. d'albumine.

L'urine conserve ses mêmes caractères le 17 et le 18 ; l'état général s'aggrave notablement, la dyspnée devient excessive, le ventre toujours ballonné et douloureux ; la température de 40° à 41°, il n'y a que de *l'albumine non rétractile*, car il faut attendre le refroidissement complet, pour voir quelques flocons tomber au fond du tube, le liquide surnageant restant absolument louche ; par le procédé de Gubler on a un disque mince d'abulmine, mais une quantité notable d'indican. — Il meurt le lendemain et l'AUTOPSIE ne montre que les lésions d'une fièvre typhoïde ordinaire avec congestion pulmonaire intense. Les reins son normaux, légèrement congestionnés seulement.

Observation IV.

Fièvre typhoïde. — État général grave pendant plusieurs jours. — Mort. — Tout le temps, albumine non rétractile.

L..., 28 ans, entré 4 mars. Prodromes classiques ; s'alite il y a 11 jours. Faciès typique et symptômes ordinaires mais non exagérés. T. 39°,8 ; quelques taches.

Le 6, rien à noter, même état, urines foncées mais claires ; urates en quantité abondante ; par l'acide picrique et la chaleur, très léger nuage d'*albumine non rétractile* ; par le procédé Gubler, très petit disque mince d'albumine, disque épais d'urates, et teinte rosée d'urohématine au fond du verre.

L'urine conserve toujours ces mêmes caractères, cependant vers le 11, les urates diminuent, l'urine restant toujours en minime quantité, l'état général s'aggrave, la température s'élève, le malade tombe dans le subdélire et malgré tout l'albumine n'augmente pas ; il n'y a toujours que les réactions de *l'albumine non rétractile.* Seule l'urohématine a augmenté beaucoup, elle occupe tout le fond du verre auquel elle donne une teinte rouge intense.

Le malade meurt le 16. — L'AUTOPSIE ne fait que confirmer le diagnostic et ne montre rien de particulier.

Observation V.

Fièvre typhoïde. — Fièvre peu grave. — Marche typique de l'albuminurie : 1° albumine non rétractile ; 2° albumine légèrement rétractile ; 3° albumine non rétractile.

M..., 25 ans, entré 8 juin.

Symptomatologie ordinaire et peu grave ; les prodromes ont été peu marqués ; il s'était alité depuis 10 jours. — *Diarrhée,* mais peu abondante. — Fièvre modérée, 38°,9, *langue très chargée* ; l'urine est paille assez claire ; par la chaleur rien ; par l'acide picrique comme par le Tanret, en chauffant on n'obtient qu'un nuage uniforme, opaque, c'est donc très nettement de *l'albumine non rétractile*.

Jusqu'au 9, l'état général reste le même; c'est une fièvre de moyenne intensité, la température oscille entre 38° et 39° et quelques dixièmes et l'urine présente les mêmes caractères.

Le 9 *juin*. Avec l'acide picrique ou le Tanret on obtient quelques très fins flocons au milieu du liquide louche, c'est une sorte de petit sablé. Il y a donc un peu *d'albumine rétractile*, en minime quantité.

10 *juin*. Toujours même état général, les flocons d'albumine sont un peu plus gros.

13 *juin*. Le malade va notablement mieux, la température est retombée à la normale, on ne trouve plus dans l'urine que de *l'albumine non rétractile*.

15 *juin*. Presque convalescent. Le louche uniforme d'albumine non rétractile est à peine marqué. Dans le verre, avec l'acide azotique, on ne voit que le disque d'acide urique ; la teneur en albumine ne doit pas être de plus de 0 ,07 par litre.

16 *juin*. Le malade est décidément convalescent ; il n'y a plus rien dans l'urine, qui reste claire et assez foncée. — Le malade va dès lors bien.

OBSERVATION VI.

Fièvre typhoïde. — Intensité moyenne. — Marche ordinaire de l'albuminurie. — Albumine rétractile diminuant avec la défervescence; puis albumine non rétractile et guérison.

Decl..., 22 ans, charretier, 7 juillet.

Traîne depuis 8 jours, alité depuis 2 jours. Diarrhée, douleur dans la fosse iliaque; un peu de congestion pulmonaire, etc. L'urine est couleur bière assez claire.

Louche marqué même par chaleur seule ; par acide picrique, *albumine rétractile* abondante ; dans le verre, disque épais d'albumine. Il y a donc une quantité notable d'albumine.

Pendant les jours suivants, l'état général reste assez grave, il est très déprimé, la température oscille autour de 40°. L'urine présente tous les jours les mêmes caractères. *Diarrhée abondante.*

12 *juillet*. Quelques globules sanguins dans l'urine, pas de cylindres. Même état.

15 *juillet*. La température baisse vers 39°; la langue est sale et la diarrhée persiste abondante. Dans l'urine, un peu moins d'*albumine rétractile*; grumeaux plus fins par l'acide picrique et chaleur.

16 *juillet*. Se maintient; mêmes symptômes; toujours diarrhée abondante. L'albumine diminue : par la chaleur seule, nuage à peine marqué; par acide picrique : grumeaux extrêmement fins mais très abondants; disque moins épais dans le verre avec acide azotique : teinte rouge intense d'urohématine.

19 *juillet*. Amélioration notable. Il n'y a plus par les réactifs dans l'urine qu'un sablé fin d'*albumine rétractile*; dans le verre, le disque d'albumine est à peine marqué; les urates redeviennent abondants.

20 *juillet*. L'albumine diminue encore; il y en a environ 0 gr. 10 par litre au plus; par le procédé du verre on n'en trouve pas.

21 *juillet*. La température est tombée à la normale, sablé à peine marqué d'*albumine rétractile*.

23 *juillet*. Convalescence complète : *albumine non rétractile*.

25 *juillet*. Mange bien. — Plus rien dans l'urine.

OBSERVATION VII.

Fièvre typhoïde. — Albuminurie très variable. — Intermittente marchant avec les rechutes; de courte durée.

Jam..., 18 ans, maçon, 4 février 1882.

Alité depuis 9 jours, diarrhée, céphalalgie : *laryngo-typhus*; ballonnement du ventre, etc.

5 *février*. Quelques taches rosées. T. oscille autour de 39°; diarrhée abondante, l'urine est *claire*, légèrement acide couleur bière claire. Par la chaleur et l'acide acétique, louche net; par l'acide picrique et la chaleur, louche uniforme au milieu duquel nagent de petits flocons extrêmement fins et très abondants; par le procédé Gubler, disque épais d'albumine et quantité notable d'indican.

6 *février*. L'état général reste le même, la température monte

à 40°,4. L'urine est toujours claire, au microscope on n'y voit presque rien, pas de cylindres, elle renferme toujours une quantité notable d'*albumine rétractile* qui semble même avoir augmenté, il y a moins d'indican.

Pendant quatre jours, il gâte absolument, la température oscille autour de 40°, *diarrhée très abondante*.

13 *février*. Un peu d'amélioration, moins de diarrhée, la température baisse, l'urine par la chaleur seule ne donne plus qu'un faible nuage. Par l'acide picrique et la chaleur, les flocons sont extrêmement fins, l'albumine a notablement diminué. Dans le verre, avec l'acide azotique, le disque d'albumine est toujours très marqué, mais l'indican a beaucoup diminué.

14 *février*. Mêmes caractères.

18 *février*. A commis quelque imprudence, l'état général est plus mauvais, la température est remontée, et dans l'urine on constate une quantité plus considérable d'albumine rétractile.

21 *février*. Commence à entrer en convalescence, la température est tombée au-dessous de 38°. L'urine est claire, le réactif acéto-picrique n'y décèle qu'un louche uniforme, l'albumine est donc en quantité extrêmement minime (0,45 cent. environ par litre.)

Le 23 *février*. Sous l'influence d'un petit écart de régime, l'albumine augmente de nouveau et se traduit par de fins flocons, c'est donc de l'*albumine rétractile*.

En deux jours, tout disparaît, et le 27 février il n'y a plus rien dans l'urine et il entre en convalescence.

Etant presque guéri, le 18 *mars* il a une nouvelle rechute; la température remonte et de nouveau apparaît dans l'urine, en quantité appréciable mais minime, de l'albumine, mais qui revêt seulement l'aspect non rétractile. Deux jours après il n'y en a plus et il sort guéri complètement quelques jours plus tard.

OBSERVATION VIII.

Fièvre typhoïde. — Pyélonéphrite. — Guérison de la fièvre typhoïde.

R..., 28 ans, entré 5 juin.

Depuis plus de quinze jours mauvais état général et *douleurs lombaires continuelles*, plusieurs épistaxis. Alité depuis 10 jours.

Symptomatalogie ordinaire. Grand affaissement, douleur intense
à la pression dans la fosse iliaque et au niveau de la région
rénale; céphalalgie intense. Pas d'œdème. Urine couleur bière
assez claire donnant seulement un petit dépôt au fond du verre.
Par la chaleur seule : nuage épais ; par l'acide picrique et la
chaleur : gros flocons abondants.

Les jours suivants, l'état général s'aggrave encore, l'urine
présente les mêmes caractères. Le malade se plaint beaucoup
de ses reins.

Le 15 *juin*. L'urine est absolument jaune sale assez opaque ;
on y trouve de l'albumine en grande quantité. Après action de
l'acide azotique, en laissant reposer, on obtient une teinte grisâ-
tre. Au microscope, on trouve l'urine pleine de globules purulents, parfois en plaques, çà et là quelques cellules des bassinets.
C'est donc de la *pyélonéphrite*.

Le 19 *juin*. Le malade urine beaucoup ; l'urine que j'examine
renferme peu de pus et par suite peu d'albumine. Son état
général est meilleur.

Le 24 *juin*. Il entre en convalescence et pourtant l'urine
contient encore, en notable proportion, des globules de pus. Le
malade sort quelques jours après, allant bien, mais ayant encore
un peu de pus dans son urine.

OBSERVATION IX.

*Pneumonie franche. — Ictère léger. — Albumine non
rétractile.*

Car..., 68 ans, charretier, entré le 23 février.

Pris subitement le 19, de malaise, de frissons, etc.; le lendemain point de côté à gauche ; crachats sanglants. — Pneumonie
droite, surtout marquée au niveau de l'aisselle ; teinte subictérique. Dépression générale marquée. T. 39° et 38°,6. Dans
l'urine, par les divers réactifs on n'obtient qu'un louche uniforme très marqué, opaque, sans traces de grumeaux. Avec
l'acide azotique dans le verre, un petit disque d'albumine
de 3 millim. environ, surmontant une zone épaisse rougeâtre,
pas de matières colorantes biliaires.

Mêmes caractères jusqu'au 26. La température oscille de 39°
à 40°.

Le **27** *février*. Déferveseence; il n'y a plus que des râles de retour, T. 37°,8 à 37°,2 ; plus rien dans l'urine.

Il entre en convalescence le **2** *mars* et sort le **5**, ayant encore une teinte un peu subictérique.

OBSERVATION X.

Pneumonie-pleurésie. — Albumine non rétractile. — Mort.

M..., 45 ans, tailleur de meules, entré le 7 avril.

Depuis quelque temps déjà toussait (toux professionnelle); bronchite depuis longtemps.

Entre pour un érythème noueux, surtout marqué aux genoux, occupant les deux membres inférieurs, avec T. élevée 39° à 40°. Rien dans l'urine.

Le **11** *avril*. L'éruption a beaucoup pâli; il se lève, prend probablement froid. T. remonte à 40°.

Le **13** *avril*. Point de côté, dyspnée violente, pneumonie du sommet droit en arrière seulement, avec épanchement assez net; l'urine est foncée, rougeâtre, transparente, renfermant une quantité notable d'urohématine; un petit disque mince d'albumine dans le verre par le procédé de Gubler. Avec le réactif Tanret ou l'acide picrique, louche uniforme assez opaque, c'est donc de l'albumine non rétractile.

Le **15** *avril*. L'épanchement a augmenté. T. oscillant toujours de 39° à 40°.— Toujours mêmes caractères de l'urine. *Albumine non rétractile.*

Le **16** *avril*. La pneumonie passe en avant, l'épanchement reste le même. Urine : mêmes caractères.

Le **17** *avril*. Le poumon gauche se prend à son tour; la dyspnée est intense ; état typhoïde marqué. L'urine présente toujours les mêmes caractères.

Le **20** *avril*. Un peu de détente pourtant. T. reste élevée; râles sous-crépitants dans le poumon droit. — Mêmes caractères de l'urine : albumine non rétractile.

Le **24** *avril*. Le poumon droit est plein de râles sous-crépitants et de craquements. Dans l'urine, avec le réactif Tanret, nuage uniforme; le procédé de Gubler ne donne qu'un disque d'albumine à peine marqué. T. reste toujours élevée : 40°,1.

Le 26 *avril*. Dyspnée extrême, tympanisme. Le nuage reste le même dans l'urine et uniforme. Il meurt le soir.

Autopsie. — Pneumonie droite de tout le poumon : hépatisation grise; les deux bases présentent de l'hépatisation rouge. Congestion intense du reste du poumon gauche. Rate volumineuse diffluente. Reins gros; très congestionnés, surtout dans la zone corticale. Poids 170 gr. et 220 gr.

Observation XI.

Pneumonie et pleurésie; puis tuberculose à marche rapide. — Albumine non rétractile disparaissant puis réapparaissant, devenant rétractile et cessant. — Mort.

Pisc..., charretier, 30 ans, entré le 24 *février*.

Bonne santé antérieure. — Le 17 *février*, point de côté, frissons etc., dyspnée puis crachats jaunâtres très visqueux avec sang. S'alite à partir de ce moment.

25 *février*. Peu de dyspnée; homme robuste; pourtant matité absolue et silence complet dans toute la hauteur du poumon gauche; souffle au sommet T. 39°,8 et 39°,2. Dans l'urine, louche uniforme d'albumine non rétractile.

27 *février*. La respiration commence à s'entendre un peu T. pourtant toujours élevée, 39°,2, l'albumine a notablement diminué, elle est toujours *non rétractile*.

1er *mars*. Plus rien dans l'urine; état général moins mauvais, la respiration s'entend assez bien dans le poumon gauche T. 38°,8 et 38°.

4 *mars*. Température remonte : 39°,4 et 40°; dyspnée extrême.

6 *mars*. Râles sous-crépitants dans le poumon droit qui se prend à son tour. L'albumine réapparaît; elle est toujours *non rétractile*. Mêmes signes cliniques.

7 *mars*. L'urine montre nettement de *l'albumine rétractile* très fine; après action de l'acide picrique et de la chaleur, on obtient des flocons nageant dans un liquide louche.

17 *mars*. Le malade s'est un peu amélioré, mais les deux poumons sont toujours pris, l'albumine est à *très fine rétractilité*.

19 *mars*. Plus d'albumine, le malade se remonte un peu.

Depuis lors, il n'y a jamais eu d'albumine dans l'urine, et

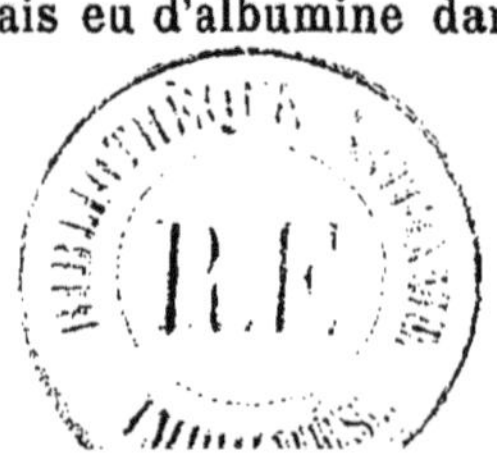

pourtant après s'être un peu amélioré, pendant 15 jours environ, le malade a eu deux hémoptysies; déchéance rapide, craquements, puis gargouillements aux deux sommets et mort le
30 *avril* avec tous les symptômes d'une phthisie à marche rapide. — L'AUTOPSIE n'a pu être faite.

OBSERVATION XII.

Pleuro-pneumonie. — Albumine non rétractile, puis rétractile,
enfin non rétractile. — Guérison.

Kl..., employé de magasin, 36 ans, entré le 2 *mai.*

Bonne santé antérieure. Il a été pris subitement il y a 3 jours,
continue malgré cela ; frissons, malaise, dyspnée etc., crachats
jaunes visqueux. On constate le 3 *mai* une pneumonie gauche
nette, fièvre 39°; le malade n'est pas très affaissé. Urine rouge
foncé : *albumine non rétractile.*

4 *mai.* Toujours même état : *albumine rétractile* en flocons
très fins; dans le verre, petit disque mince avec le procédé de
Gubler.

6 *mai.* Sueurs profuses, dyspnée extrême ; épanchement à
gauche mais peu abondant; *albumine rétractile* formant de fins
grumeaux.

9 *mai.* Amélioration ; la pneumonie diminue, râles de retour :
albumine non rétractile seulement.

10 *mai.* La pneumonie est en pleine résolution ; la température est tombée, mais la pleurésie subsiste. Plus rien dans
l'urine. Il entre en convalescence.

OBSERVATION XIII.

Pneumonie franche. — Albuminurie rétractile légère. — Type
des albuminuries dites fébriles.

D..., 26 ans, maçon, entré le 24 *février.*

C'est un homme robuste, bonne santé ; le 24 il a subitement
un point de côté, frissons, fièvre, toux. Faciès typique ; *pneu-*
monie droite occupant le lobe moyen ; crachats sanguinolents.

T. 39°. Dyspnée. Urine couleur bière foncée renfermant de l'*albumine rétractile* en minime proportion ; disque net par acide
azotique dans le verre et urohématine en quantité notable.

26 *février*. T. 39°,8 et 40° ; crachats abricot ; souffle très marqué ; dyspnée. L'urine est un peu plus foncée ; l'albumine rétractile a augmenté ; acide urique en notable proportion.

28 *février*. Chute de la T. 37°,8 et 38°,6.

1er *mars*. Amélioration marquée, température devenue presque normale. — Plus rien dans l'urine.

Il était en pleine convalescence lorsque le 11 il a une angine
légère. Immédiatement apparaît un léger nuage d'albumine non
rétractile dans l'urine. Il disparaît le surlendemain et le malade sort définitivement guéri le 16.

OBSERVATION XIV.

*Pneumonie suppurée. — Albuminurie rétractile de courte durée.
— Pas de cylindres, pas de néphrite infectieuse. — Mort.*

Di. In..., 24 ans, journalier, 28 février.

Pâle, amaigri ; aurait déjà été malade il y a 4 mois. — Traîne
depuis 20 jours. Il y a 5 jours, point de côté au niveau du
mamelon droit. — État typhoïde marqué. Souffle énorme dans
le poumon droit. T. 40° ; léger souffle à gauche.

Le 1er *mars*. T. oscille autour de 39° ; *albumine rétractile*
assez abondante. Au microscope pas de cylindres.

Le 3 *mars*. Le poumon gauche est plein de râles sous-crépitants ; dans le poumon droit, souffle tubaire, matité à la base,
T. 39°. — Dyspnée, état typhoïde très marqué. Plus de traces
d'albumine.

Le 9 *mars*. L'état général s'aggrave, on constate un soufle
mitral sourd. T. reste à 40°.

Il va ainsi en baissant jusqu'au 17, jour où il meurt sans avoir
présenté d'albumine. — A l'AUTOPSIE : endocardite végétante,
poumon infiltré de petits abcès, pleurésie et péricardite, le tout
absolument plein de microbes.

Observation XV.

*Pneumonie double. — Albumine rétractile abondante. — Mort
rapide.*

Sab...; charbonnier, 31 ans, entré le 30 mai.

C'est un alcoolique avéré. — Bonne santé. Il a eu le 29 un
point de côté violent, frissons, fièvre.

Le 30 *mai.* Souffle étendu au niveau de l'omoplate droite; pas
de crachats. T. 40° : *albumine rétractile* en quantité moyenne.

Le 31 *mai.* Le poumon gauche se prend à son tour : *pneumonie double et étendue.* Dyspnée, teinte subictérique. Assez grande
quantité d'*albumine rétractile* apparaissant même par la chaleur
seule après acidification légère de l'urine.

Le 2 *juin.* Dyspnée extrême, souffle étendu à droite ; à gauche,
râles fins et pourtant l'albumine a diminué, elle n'apparaît plus
par la chaleur seule, mais par l'acide picrique et la chaleur. Le
malade meurt dans la soirée. L'autopsie montre une pneumonie
double arrivant à droite à l'hépatisation grise. Rate grosse et
diffluente. Reins congestionnés.

Observation XVI.

*OEdème aigu du poumon. — Albumine rétractile très transi-
toire. —Guérison.*

M..., 28 ans, garçon de magasin, entré le 13 mai.

Il toussait depuis assez longtemps; il y a 10 jours tousse
davantage, point de côté à gauche, toux, fièvre, dyspnée, etc.
C'est un homme assez robuste; la dyspnée est extrême. Râles
sous-crépitants dans les deux poumons ; à gauche, au niveau de
l'omoplate, râles crépitants fins et souffle tubaire. Expectoration
extrêmement abondante, blanchâtre, filante, peu visqueuse,
comme dans l'œdème pulmonaire. Dyspnée moyenne. T. assez
élevée, 38°,7 à 39°.

Albumine rétractile, mais peu abondante.

Le 15 *mai.* Dyspnée moindre, moins de râles. *Albumine rétractile* encore, mais bien diminuée.

Le 19 *mai*. Plus rien dans l'urine ; respiration obscure dans tout le poumon gauche. T. se maintient autour de 39°.

Le 21 *mai*. T. tombe ; il conserve encore des râles abondants dans le poumon gauche, mais entre en convalescence.

Le 30 *mai*. Se remet peu à peu tout en conservant des râles.— Rien dans l'urine.

Observation XVII.

Érysipèle de la face. — Pas de cylindres. — Albumine rétractile puis non rétractile et disparaissant.

C..., 74 ans, donneur d'eau bénite, entré le 13 mai.

C'est un vieillard bien portant en général. Il y a un mois : lassitude, anorexie, un peu de fièvre ; il y a cinq jours, poussée de fièvre plus forte ; l'érysipèle apparaît à la base du nez ; actuellement toute la face est prise, bulles sur les paupières et phlyctènes purulentes. Il répond bien. L'urine renferme une quantité notable d'*albumine rétractile* apparaissant même par la chaleur seule, mais alors par le repos il se forme un dépôt abondant et le liquide surnageant est absolument louche ; par le procédé de Gubler, urohématine abondante et disque assez épais d'albumine.

Au microscope, pas trace de cylindres.

Le 17 *mai*. Tuméfaction de la tempe gauche, empâtement profond très marqué ; mêmes caractères de l'urine.

Le 19 *mai*. L'abcès de la tempe est fluctuant, il n'y a plus dans l'urine que de l'*albumine non rétractile* et en minime quantité (louche peu marqué).

Le 20 *mai*. Plus rien du tout dans l'urine. L'abcès étant bon à ouvrir, le malade passe en chirurgie.

Observation XVIII.

Rougeole. — Albumine non rétractile, puis rétractile, disparaissant pour réapparaître avec une complication.

Co..., 23 ans, journalier, entré le 24 janvier.

Il arrive dans un état adynamique grave, se plaint de la tête, de la gorge. La voix est enrouée, les yeux pleurants. Eruption ressemblant à de la roséole surtout marquée au tronc et aux membres supérieurs. T. 40°.

26 *janvier*. T. oscille autour de 40°, l'état général reste grave; dans l'urine, *albumine non rétractile*.

27 *janvier*. Même état, l'éruption diminue : T. 40°;dans l'urine, quelques flocons fins d'*albumine rétractile*.

28 *janvier*. L'éruption pâlit. T. 40°, *albumine rétractile* formant des flocons assez fins, nageant dans un liquide louche.

31 *janvier*. L'éruption a disparu et pourtant la température ne tombe pas (40° et 40°,4). Dans l'urine, flocons moyens abondants d'*albumine rétractile*. On constate l'existence d'une broncho-pneumonie intense.

2 *février*. Moins de râles dans la poitrine. T. baisse un peu. 39° et 38°,2.

3 *février*. Défervescence, T. 40° et 38°,2, moins de râles encore ; plus rien dans l'urine.

5 *février*. Rechute ; la température remonte à 40°.

6 *février*. Râles dans toute la hauteur des deux poumons ; dépression extrême. Dans l'urine, il apparaît de nouveau de l'albumine non rétractile formant de petits flocons dans un liquide louche. Meurt le soir.

Autopsie. — Congestion extrême des deux poumons; quelques foyers de broncho-pneumonie, hydrothorax abondant. Rien à noter dans les autres organes. Les reins ne présentent rien de spécial, ulcérations sur les cordes vocales.

OBSERVATION XIX.

Scarlatine. — Albumine non rétractile, puis rétractile, puis non rétractile et disparaît.

Ch..., 22 ans, journalier, entré le 29 mars avec une scarlatine classique. Eruption apparue d'avant-hier. Urine peu abondante, rien par chaleur seule ; par l'acide picrique et la chaleur, *albumine non rétractile* très nette et seulement cela; pas d'indican.

31 *mars*. L'éruption commence à pâlir; dans l'urine, *albumine rétractile* à flocons très fins.

1ᵉʳ *avril.* L'éruption s'atténue. Dans l'urine, *albumine rétractile à flocons plus gros.*

3 *avril.* L'éruption a disparu. Polyurie : 5 litres d'urine un
peu louche, même quantité d'*albumine rétractile.*

4 *avril.* La polyurie continue, 5 litres ; par acide picrique et chaleur, louche uniforme à peine marqué, *albumine non rétractile,*
le soir plus rien du tout dans l'urine. Le malade desquame
dès le lendemain et depuis lors il entre en convalescence, il n'a
plus jamais présenté d'albumine.

OBSERVATION XX.

*Scarlatine. — Albuminurie rétractile, desquamation de l'epi-
thélium vésical.*

R..., domestique, 20 ans, entré 16 juin. Bonne santé ordinaire.
Il y a 8 jours, céphalalgie, malaise, anorexie, puis 3 jours après
douleurs lombaires, angine intense, puis apparaît l'éruption le
15 juin.

16 *juin.* Eruption généralisée, la fièvre est tombée; au cœur,
soufle au 1ᵉʳ temps. *Urine* : couleur bière claire, acide, donnant
avec l'acide picrique et la chaleur des grumeaux moyens abondants; *albumine rétractile* nageant dans liquide louche. Au microscope, pas de cylindres, pas de microbes nets, une quantité
immense de cellules épithéliales des deux couches de la vessie,
peut-être quelques-unes viennent-elles aussi des bassinets, c'est
une vraie desquamation de la vessie.

20 *juin.* L'éruption s'atténue notablement, plus rien du tout
dans l'urine.

25 *juin.* Desquamation générale.

2 *juillet.* En pleine convalescence. Rien du tout dans l'urine.

OBSERVATION XXI.

Diarrhée cholériforme. — Albumine rétractile; indican.

L..., 23 ans, domestique, entré le 4 avril.
Bonne santé ordinaire. Depuis huit jours alité, diarrhée sé-

reuse abondante, vomissements, crampes. Faciès cholérique, peau froide, sèche, nausées, ventre flasque douloureux à la pression ; notablement amaigri. *Urine* épaisse jaunâtre, peu abondante. Avec l'acide picrique, nuage uniforme dans lequel apparaissent quelques fins grumeaux et peu abondants ; donc *albumine rétractile* en minime quantité. Dans le verre, avec acide nitrique, disque peu épais d'albumine et quantité *très considérable d'indican.*

6 *avril.* Un peu d'amélioration ; mêmes caractères de l'urine.

7 *avril.* Amélioration notable. L'urine est toujours peu abondante. L'albumine diminue, flocons extrêmement fins d'*albumine rétractile.* Moins d'indican.

8 *avril.* Entre en convalescence. Polyurie. Plus d'albumine appréciable.

Sort entièrement guéri le 11.

<h3 style="text-align:center">OBSERVATION XXII.</h3>

Diarrhée toxique. — Albumine rétractile ; indican.

M..., 33 ans, entré le 31 janvier 1882.

Il y a 20 jours environ, il contracta une blennorrhagie, et croyant avoir la syphilis, il s'administra pendant 15 jours à l'intérieur une quantité considérable d'onguent mercuriel ; il prenait chaque jour la valeur de 3 à 7 pilules du volume d'un pois chacune. Après 15 jours, il avait une gingivite et une stomatite intenses. En même temps, anorexie, lassitude générale et diarrhée abondante. Il cesse alors le mercure. Aujourd'hui, il entre fort affaissé, ayant de la diarrhée depuis plusieurs jours, teinte subictérique. L'urine est peu abondante, couleur bière : elle renferme une quantité notable d'albumine rétractile ; indican en abondance.

Pendant 5 ou 6 jours, l'amélioration se produit, mais lentement ; la diarrhée diminue peu à peu ; le 8 il n'y a plus que des flocons extrêmement fins d'*albumine rétractile.*

Vers le 12, il n'y a plus que des traces d'albumine, et le 15, il n'y en a plus du tout. — Il sort guéri le 21.

Observation XXIII.

Entérorrhagie. — Albumine rétractile, puis non rétractile.

P..., blanchisseur, 28 ans, entré le 30 mai.

Homme fort et vigoureux. Surmenage pendant quelques jours, du 12 au 15 surtout. Se purge alors violemment sans pouvoir indiquer avec quoi. Quelques heures après, il rend par l'anus subitement une quantité de sang qu'il évalue à la valeur de deux cuvettes ; le sang était rouge. Il continue à en rendre, mélangé aux matières fécales ; il est noir, prétend-t-il. A la suite de cette hémorrhagie, il reste extrêmement affaibli, obligé de s'aliter ; la température est élevée. A son entrée, il est pâle, amaigri, jaune ; la température est assez élevée, 38°,8. *Urine* rougeâtre ; avec l'acide picrique, grumeaux assez fins et pas très abondants d'*albumine rétractile. Indican en grande quantité.*

2 *juin.* L'albumine diminue, le malade va mieux.

4 *juin.* T. remonte 39°,2-40°. On pense à la fièvre typhoïde. L'urine est assez claire et ne renferme plus qu'une très minime quantité d'*albumine rétractile.* Rien au microscope.

5 *juin.* Amélioration ; pourtant encore T. 39°,4, le mieux continue.

6 *juin.* Par les réactifs, on n'a plus qu'un louche uniforme, dans lequel les flocons n'apparaissent qu'après un certain temps ; au reste, ils sont extrêmement fins ; moins d'indican également. Encore 38°,8.

7 *juin.* La température est tout à fait tombée ; l'urine ne renferme plus que de l'*albumine non rétractile* et en minime quantité.

13 *juin.* Plus rien dans l'urine. P. se remonte peu à peu et sort vers le 20 en bon état.

Observation XXIV.

Saturnin. — Colique de plomb. — Albumine rétractile puis non rétractile.

J..., peintre, 34 ans, entré le 19 *juin.*

Peintre depuis 12 ans. L'année dernière trois fois en 4 mois colique de plomb.

20 *juin.* Colique intense ; ventre déprimé ; pas de selles, douleurs violentes ; agitation extrême. T. 38°,2. Urine bière claire :
albumine rétractile fine.

24 *juin.* Le malade est amélioré ; a eu quelques selles (purgatifs drastiques et piqûres de morphine.) Urine : nuage uniforme d'*albumine non rétractile* avec quelques très fins grumeaux apparaissant tardivement.

25 *juin.* Urine : *albumine non rétractile* sans grumeaux.

27 *juin.* Le malade va bien ; plus rien du tout dans l'urine.

OBSERVATION XXV.

Rhumatisme subaigu. — Albumine rétractile, puis non rétrac-

Cr..., 42 ans, maçon, entré le 30 *mars.*

Alcoolique avéré. Il y a trois semaines, douleurs articulaires
dans les épaules ; fièvre, anorexie ; alité depuis 8 jours. Actuellement douleurs articulaires dans les épaules et les membres
supérieurs. T. 38°,8. L'urine renferme une quantité abondante
d'*albumine rétractile* apparaissant même par la chaleur seule.
On le met au salicylate. 6 gr.

4 *avril.* Les bras sont presque entièrement libres ; dans
l'urine seulement nuage peu marqué d'*albumine non rétractile.*

5 *avril.* Polyurie ; il n'y a plus qu'un très léger nuage d'*albumine non rétractile.*

6 *avril.* Plus rien dans l'urine. Il sort guéri quelques jours
après.

OBSERVATION XXVI.

*Rhumatisme articulaire aigu. — Albumine rétractile, puis non
rétractile.*

G..., 17 ans, emballeur, entré 11 avril.

Dans son jeune âge, première attaque de rhumatisme articulaire aigu généralisé, souffle, endocardite ; malade pendant deux mois. Depuis, souvent œdème malléolaire.

Cette fois les poignets, les genoux, l'articulation temporo-maxillaire sont pris; frottements au cœur. 6 gr. salicylate.

Le 13 *avril.* L'urine est rougeâtre, opaque, elle renferme une quantité notable d'*albumine rétractile.* Au microscope, rien de net. On continue le salicylate, 6 gr. par jour.

Le 14 *avril.* Amélioration notable. Seuls les genoux sont encore un peu pris; le cœur se dégage, dans l'urine il n'y a plus que de *l'albumine non rétractile*; disque mince dans le verre par le procédé de Gubler.

Le 15 *avril.* Il n'y a plus dans l'urine qu'un nuage à peine marqué d'albumine non rétractile.

Le 16 *avril.* Hydarthrose des deux genoux. Plus rien dans l'urine. Le malade ne sort guéri que 15 jours après, sans avoir jamais présenté d'albumine dans l'urine.

OBSERVATION XXVII.

Méningite. — Albumine rétractile extrêmement abondante.

Ch..., 53 ans, couturière, entrée le 17 avril.

Dans le coma. — Au dire de la famille c'était une alcoolique avérée. Elle est depuis hier matin dans le même état.

Face injectée, yeux convulsés en haut, à demi-ouverts ; par moment nystagmus latéral. Grincement des dents. Bras et jambes contracturés dans la flexion ; ventre rétracté. Sensibilité obtuse. Rien au cœur ni dans les poumons. Urine couleur bière foncée légèrement louche; nettement acide ; par la chaleur seule, nuage très épais *d'albumine rétractile* formant un gros culot au fond du tube. Au microscope, pas de cylindres. Pas de sucre. Stertor; dyspnée intense; couchée en chien de fusil. T. 39°,6; elle meurt dans la nuit.

AUTOPSIE. — Rien à noter de spécial dans les viscères, cœur et reins pâles et assez peu résistants. Plaques de méningite occupant de chaque côté la première circonvolution frontale, la partie supérieure des circonvolutions frontale et pariétale ascendantes, le lobule pariétal supérieur et empiétant un peu sur la face interne des hémisphères.

Observation XXVIII.

*Cirrhose atrophique, ascite. — Albuminurie disparaissant après
la ponction et réapparaissant avec l'ascite.*

P..., 39 ans, peintre, entré 7 avril.

Pas d'accidents saturnins ; alcoolique. Cirrhose. Il commence
à avoir de l'ascite il y a un mois ; l'ascite est assez abondante,
les intestins fortement refoulés en haut, un peu de gêne de circulation des membres inférieurs.

L'urine est couleur bière assez foncée, assez claire, elle renferme une quantité notable d'*albumine rétractile.* Par le procédé
de Gubler, disque épais d'albumine ; au-dessous, zone rougeâtre
d'urohématine. Sous l'influence du repos, des purgatifs et du
lait, son ascite diminue, il sort le 15, l'urine renfermant la même
quantité d'albumine.

Il rentre le 21 avril, l'ascite a augmenté de nouveau, l'urine
présente à peu près les mêmes réactions.

Le 28 *avril.* L'ascite a diminué et l'urine ne présente plus que
des flocons très fins d'*albumine rétractile.*

Vers le 7 mai, l'ascite a augmenté beaucoup de volume,
l'urine renferme des flocons moyens abondants d'*albumine
rétractile.*

On ponctionne le malade (10 litres) et dès le lendemain il n'y
a plus trace d'*albumine* dans l'urine. Il sort le 1er juin, ayant peu
de liquide dans le péritoine et pas du tout d'albumine dans
l'urine.

Il rentre le 7 juillet, l'ascite s'est reproduite considérable
l'urine peu abondante renferme une quantité très notable
d'*albumine rétractile* apparaissant même par l'action de la
chaleur seule. On le ponctionne (12 litres) ; le lendemain l'*albumine* a de nouveau disparu de l'urine. L'ascite se reproduit peu
à peu, elle est déjà assez marquée le 22 et pourtant il n'y a
toujours pas d'albumine. L'urine est claire et abondante. Le
malade part vers la fin du mois pour son pays, n'ayant toujours
pas trace d'albumine.

Observation XXIX.

*Fièvre typhoïde. — a. Albumine non rétractile et rétractile. —
b. Néphrite infectieuse. — Guérison.*

Tr..., 29 ans, journalier, entré le 2 mai 1882.

Début de la maladie 15 jours, antérieurement, toux, anorexie,
fièvre ; en somme *détermination surtout thoracique* : points de
côté variables, crachats muqueux, puis céphalalgie et diarrhée.

3 *mai.* Faciès typhique, ventre ballonné, quelques taches,
bronchite intense dans les deux poumons. T. 40°,2. *Urine* peu
abondante, teinte rouge brique; par l'acide picrique et la chaleur,
louche uniforme; il n'apparaît quelques grumeaux qu'après
plusieurs minutes.

4 *mai.* Même état : température oscille autour de 40°. *Urine,*
par la chaleur seule, louche douteux; avec l'acide picrique et la
chaleur, grumeaux abondants, mais fins, formant par le repos
un culot assez épais au fond du vase.

6 *mai.* L'état général s'aggrave beaucoup, le ventre se ballonne, la poitrine se remplit de râles sous-crépitants le malade
gâte. On trouve par les mêmes réactifs (acide picrique et Tanret)
albumine rétractile abondante; par la chaleur seule, nuage peu
marqué après acidification. Au microscope, on trouve des cylindres granuleux et des bâtonnets, l'urine ayant été recueillie au
milieu de la miction dans un verre chauffé au préalable, c'est
donc une néphrite infectieuse.

7 *mai.* L'état général est stationnaire, l'urine a une teinte
sale typique « lavure de chair », mêmes caractères qu'hier ; de
plus, par le procédé Gubler, on obtient un disque épais d'albumine et une coloration rouge d'urohématine.

8 *mai.* Léger amendement.

9 *mai.* Détente générale, chute de la température, selles sanguinolentes, moins de râles ; l'urine est beaucoup plus claire,
on n'y trouve plus rien par la chaleur ; par les réactifs ordinaires,
les grumeaux ont beaucoup diminué et, dans le verre, avec l'acide
nitrique, il n'y a plus qu'un mince disque d'albumine; la poussée
microbique des reins est finie, on n'en voit plus dans l'urine.

10 *mai.* Amélioration marquée ; encore selles sanguinolentes ;

il n'y a plus dans l'urine qu'un léger nuage d'*albumine non rétractile*, l'état général marche parallèlement.

11 mai. Il n'y a plus rien dans l'urine et T. entre en convalescence complètement.

OBSERVATION XXX.

Fièvre typhoïde. — Forme grave chez un convalescent d'autre maladie, néphrite infectieuse, mort rapide.

J..., 18 ans, maçon, entré 28 juin.

Ce malade est entré il y a 3 semaines, dans un service de l'Hôtel-Dieu pour un rhumatisme articulaire aigu. Il en sort au bout de 15 jours avec un léger souffle. 4 jours après sa sortie, il est subitement pris de céphalalgie, fièvre, diarrhée etc.; T. élevée. La contagion s'est certainement faite chez le convalescent, alors qu'il était encore à l'hôpital. A son entrée, dépression considérable, langue fuligineuse, douleur iliaque. Petit souffle systolique. Dyspnée, 40°. L'urine est rougeâtre, sale, elle renferme de l'*albumine rétractile* en quantité notable.

1er juillet. Toujours même état, prostration extrême, T. 40°. L'urine semble un peu plus claire, c'est parce qu'elle est au repos depuis longtemps; au fond dépôt d'aspect muqueux. Au microscope, nombreux cylindres granuleux ayant bien l'aspect ordinaire des cylindres des néphrites infectieuses, ils sont presque entièrement formés de coccus. Par les réactifs, on constate de l'*albumine rétractile* en quantité abondante.

2 juillet. L'état s'aggrave, le délire augmente, la diarrhée devient profuse, le malade meurt dans le coma le 3 juillet. L'AUTOPSIE n'a pu être faite.

OBSERVATION XXXI.

Fièvre typhoïde. — Forme grave; hématurie, néphrite infectieuse, infection générale ; parotidite. — Mort.

Bel..., 20 ans, garçon de café, 28 juin.

Il y a 6 jours, fièvre violente, anorexie et diarrhée. Il arrive avec l'aspect typhique grave; ventre très ballonné et la langue très chargée. T. 40°. Urine couleur groseille, louche, au microscope quelques cristaux et des globules sanguins en certain nombre, mais peut-être pas assez pour expliquer la teinte ; alors peut-être est-ce hémoglobinurie ? Pas de cylindres. Naturellement *albumine rétractile* très abondante.

30 *juin*. L'état général est à peu près le même ; l'urine est bien lavure de chair ; on y voit au microscope à l'état frais de nombreux cylindres granuleux avec éléments ayant l'aspect de coccus et dont plusieurs sont mobiles. Par les réactifs ordinaires, *albumine rétractile* abondante.

1ᵉʳ *juillet*. Prostration extrême, météorisme, T. 40° ; l'urine est bien plus claire ; par chaleur seule, nuage très marqué ; par l'acide picrique et la chaleur, *albumine rétractile* fine mais abondante, formant par le repos un culot au fond du tube. Au microscope, cylindres granuleux, peu de microbes libres (examen immédiatement après miction dans vase flambé, etc.). Rares globules sanguins.

3 *juillet*. La prostration augmente ; fièvre violente, T. 41° ; délire ; langue fuligineuse. A droite on remarque une parotidite commençante. Infection générale grave. Urine couleur lavure de chair. *Albumine rétractile* abondante. Quelques globules rouges altérés, et quelques globules purulents ; pas de cylindres nets.

4 *juillet*. Aggravation de tous les symptômes, on ne peut plus avoir d'urine. — Le 6, abcès parotidien est fluctuant. Le malade gâte. Il meurt le 7.

Autopsie. — Lésions classiques ; les reins sont volumineux, rouges, friables, se décortiquent assez bien ; les pyramides sont très injectées ; il y a une congestion corticale intense.

La parotide est pleine de pus. L'autopsie est faite trop tard pour que l'examen du pus puisse être tenté.

Observation XXXII.

Néphrite infectieuse.— Pneumonie double.— Pleurésie.— Abcès pleural. — Cylindres granuleux et microbes dans l'urine. — Albuminurie rétractile de longue durée. — Guérison.

Ch..., 24 ans, employé de commerce, 24 février.

Très bonne santé antérieure, c'est un vigoureux anglais. Il

traînait depuis quelques jours, puis ayant été exposé au froid, il y a 3 jours et non soigné à la Préfecture où il avait été incarcéré, il s'y infecte probablement et entre le 21 février avec une pneumonie droite classique occupant tout le poumon. État typhoïde marqué. La rate est assez grosse ; l'urine est sale, lavure de chair, elle renferme de l'*albumine rétractile* abondante et de nombreux cylindres granuleux. Pas de microbes libres. T. 38°,8 et 40°.

Le 24 *février*. Le poumon gauche se prend à son tour ; la température oscille toujours de 38°,5 à 39°.— L'urine est toujours lavure de chair, avec grande quantité d'*albumine rétractile*. Au microscope, dans l'urine du milieu de la miction, on trouve : des globules rouges en petit nombre, de nombreux cylindres granuleux et une grande quantité de microbes, généralement des coccus mobiles et quelques bâtonnets courts et mobiles aussi ; c'est donc bien nettement une *néphrite infectieuse*. Le dosage approximatif de l'albumine avec le tube d'Esbach marque deux grammes par litre ; le liquide surnageant, le culot est absolument louche.

Le 25 *février*. Tout le poumon gauche est pris : état grave. Rares crachats rouillés. Mêmes caractères de l'urine. T. 38°,4 à 39°.

Le 26 *février*. Un peu de détente, moins d'albumine.

Le 27 *février*. Le poumon droit ne présente plus que des râles, plus de souffle ; le gauche est aussi pris. Moins d'albumine : 1/2 division du tube d'Esbach. T. 37°,4 à 38°,1.

Le 28 *février*. Polyurie, amélioration notable ; *albumine rétractile* abondante en grumeaux moyens. T. 37°,7 à 38°.

Le 4 *mars*. La température est presque normale, la respiration s'entend mal, dans le poumon gauche un peu de souffle ; l'albumine a notablement diminué, l'urine renferme pourtant encore des cylindres granuleux assez abondants.

Le 7 *mars*. Mêmes caractères de l'urine, les poumons sont encore pleins de râles. L'état général reste toujours assez mauvais, la faiblesse très grande.

Le 13 *mars*. Vomique assez considérable. Dès lors les crachats ont l'aspect de crachats de phthisiques, le poumon droit est plein de craquements et de râles ; à gauche : pneumothorax. On pense à une phthisie aiguë ; les urines sont sales et renferment une notable quantité d'albumine rétractile, de nombreux cylindres granuleux et pas de microbes libres bien nets.

Le 28 *mars*. L'état général s'est un peu amélioré; C. tousse moins; la fièvre est tombée et les râles sont moins nombreux dans les poumons, mais il existe un souffle doux dans toute la hauteur du poumon gauche.

L'amélioration se fait progressivement pendant le mois d'avril, mais il crache toujours; souffle à gauche. L'*albumine rétractile* persiste dans l'urine. Au commencement de mai, l'amélioration est pourtant notable; C. ne tousse presque plus; presque pas de souffle dans le poumon. L'urine renferme encore de l'*albumine rétractile* et *quelques cylindres granuleux*. (Il sort le 10. On le revoit deux mois après, il va parfaitement bien ; on ne trouve plus rien ni dans les poumons ni dans l'urine.

OBSERVATION XXXIII.

Néphrite infectieuse. — Pneumonie infectieuse. — Cylindres et microbes dans l'urine. — Albumine rétractile. — Guérison.

Ch..., 23 ans, manœuvre, entré le 6 mars.

État typhoïde durant depuis 3 ou 4 jours ; pneumonie droite typique; diarrhée. T. 40°.

Dans l'urine, nuage d'*albumine rétractile* fine; avec le procédé de Gubler : disque marqué mais mince d'albumine, urohématine en abondance. — Rien au microscope de net. Avec tube d'Esbach, 1/2 division.

Le 9 *mars*. État général toujours grave; souffle marqué. T. vers 40°; dans l'urine quantité plus considérable d'*albumine rétractile*. Au microscope, cylindres granuleux peu abondants, autour coccus libres et mobiles, çà et là un chapelet de coccus ; quelques cylindres renferment des coccus (l'urine a été recueillie avec les précautions voulues).

Le 11 *mars*. Mêmes caractères, un peu de détente générale.

Le 15 *mars*. Amélioration notable. T. tombée ; souffle presque disparu, peu de cylindres dans l'urine ; *albumine rétractile fine*.

Le 22 *mars*. Entre en convalescence complètement; plus rien dans l'urine, ni chimiquement ni avec le microscope.

Observation XXXIV.

Pérityphlite. — Perforation. — Péritonite suraigüe. — Néphrite infectieuse; cylindres granuleux. — Albumine rétractile très abondante. — Mort.

Ce..., 32 ans, employé, entré 1er mars, bonne santé, pas constipé à l'ordinaire. Le 27 février, malaise général, fièvre, s'alite. Douleur dans l'abdomen, surtout à droite, mais non subite. Le ballonnement augmentant, il entre le 1er mars. Faciès péritonéal très marqué, abdomen peu douloureux, mais très ballonné. L'urine renferme une quantité notable d'*albumine rétractile* apparaissant même par la chaleur seule; avec le tube d'Esbach pourtant 1/2 div. seulement; au microscope (urine pure), très grand nombre de cylindres granuleux, nombreux coccus, quelques bâtonnets. Le lendemain, quantité plus considérable d'albumine; mêmes caractères. Il meurt le 5.

Autopsie. — Péritonite généralisée, 2 perforations de l'appendice iléo-cœcal extrêmement dilaté. Congestion de tous les viscères.

Observation XXXV.

Diphthérie. — Néphrite infectieuse. — Albumine rétractile très abondante; infection générale. — Mort.

L..., 25 ans, entrée le 7 juin. Aspect déjà cachectique; au reste terrain préparé par la scrofule. Ne s'est plaint de la gorge que depuis hier, aujourd'hui elle est tapissée de fausses membranes, ganglions du cou pris; paralysie du voile du palais; en même temps sa main qui avait été brûlée il y a quelques jours devient le siège d'un phlegmon angioleucitique. Tout le bras se prend rapidement et présente une teinte bronzée. L'urine renferme des flots d'albumine rétractile, elle a une teinte lavure de chair nette. Au microscope (urine recueillie par la sonde), très grand nombre de cylindres granuleux renfermant des cellules épithé-

liales altérées et des coccus que la dissociation démontre nettement; il y en a aussi un bon nombre libres dans la préparation.

Peu à peu l'état local s'améliore, mais l'état général reste
mauvais, la malade gâte, s'affaisse ; pourtant le phlegmon
semble s'amender un peu; elle refuse de manger.

16 *juin*. La malade est absolument déprimée, elle se plaint de-
souffrir au niveau de la région épigastrique; par moments elle
pousse des cris inarticulés. La paume de la main se sphacèle,
Le soir, elle semble souffrir davantage de la région épigastrique,
elle pousse des cris.

17 *juin*. Presque dans le coma, l'examen du sang le montre
rempli de globulins et de fragments de globules, il semble bien
qu'on aperçoive un grand nombre de petits bâtonnets courts et
rigides et peut-être des coccus. — Elle meurt dans l'après-midi
sans qu'on ait pu avoir de nouveau de l'urine.

Autopsie. — L'estomac est dilaté au maximum, rempli de
gaz ; dans l'intestin on trouve d'assez nombreuses fausses membranes. Organes abdominaux pâles et flasques; rien à y signaler de particulier, la rate est petite, difflueille.

EXPÉRIENCES

TABLE ANALYTIQUE DES EXPÉRIENCES

Expérience I,

Hyperthermie artificielle. — Immersion dans l'eau à 44°. — Hématurie.

Rien dans l'urine du lapin. T. rectale 38°,8. T. de l'eau, 44°. 4 h. 25, on l'immerge en entier moins la tête. 4 h. 37, Cœur 240, respiration 208 par minute, donc grande accélération. 5 h. 5, respiration et cœur très fréquents; l'eau est à 40°, on sort l'animal. T. rectale, 41°. Il tombe sur le flanc. Dans l'urine, albumine rétractile fine, quelques globules sanguins. 7 h. 1/2, mêmes caractères; l'animal est affaissé, roulé en boule.

Mort le lendemain matin, l'urine renferme de nombreux cristaux, globules sanguins abondants. Albumine rétractile abondante.

L'examen histologique du rein, fait par notre ami Suchard, sur de petits fragments, placés dans l'alcool absolu, très peu après la mort, montre une dilatation excessive des capillaires sanguins qui va par places jusqu'à effacer la lumière des tubes avoisinants, presque tous les tubes renferment des globules sanguins absolument nets; dans quelques-uns, on peut distinguer des exsudats colloïdes; les épitheliums sont légèrement granuleux.

Expérience II,

Hyperthermie. — Lapin dans l'étuve à 50°. — Hématurie. — Néphrite transitoire.

Lapin assez fort. — Rien dans l'urine. T. rectale, 39°,4.

On le place à 6 h. 10, dans une étuve de d'Arsonval dont la température est de 57°; on ferme le couvercle en ne laissant qu'un léger courant d'air.

6 h. 22, l'animal urine abondamment, rien dans l'urine.

6 h. 40, l'animal s'agite, la température de l'étuve est de 50°, celle du lapin, prise dans l'anus, de 43°,5. La respiration s'accélère beaucoup.

6 h. 50. L'animal crie, il tombe sur le flanc. T. de l'étuve, 45°, celle de l'animal dans l'anus est de 44°; le ventre est ballonné; il a de la diarrhée brunâtre. Cœur, 148 pulsations. Respiration 120. Sa peau est légèrement humide.

7 h. 10. L'animal toujours sur le flanc présente les mêmes symptômes, son urine renferme de l'*albumine rétractile* formant de fins grumeaux dans un liquide louche; elle renferme une assez grande quantité de globules sanguins et seulement cela.

7 h. 30. T. rectale est revenue à 39°, l'animal est toujours sur le flanc, sa respiration est très fréquente.

12 h. 30. L'animal est sur ses pattes, mais immobile. R. 88, cœur 120, T. 38°,8; il a une diarrhée couleur chocolat abondante. L'urine, dont on ne peut avoir que quelques gouttes, non mélangées aux liquides intestinaux, est visqueuse, couleur bière foncée. Elle renferme une immense quantité de débris de toutes sortes, beaucoup de globules sanguins plus ou moins déformés, des cellules épithéliales altérées et un très grand nombre de cylindres de toutes dimensions, généralement granuleux, ou renfermant des globules sanguins; les plus gros sont fortement teintés en jaune. On voit aussi de nombreuses boules de matière colloïde; c'est en somme une néphrite aiguë. Naturellement, avec le réactif Tanret et la chaleur, l'urine se prend en masse.

Le surlendemain, l'animal est encore malade; T. cœur et respiration sont normaux. Son urine renferme encore de l'*albumine rétractile* en assez grande quantité; au microscope, on y trouve encore un bon nombre de débris de cylindres et de grosses masses arrondies d'aspect colloïde. Son sang renferme un assez grand nombre de globules déformés et plissés et des petits fragments de dimensions variables.

Le jour suivant, soit le 4e jour, on ne trouve plus dans l'urine que de petits fragments de cylindres assez rares. Albumine non rétractile peu abondante. Enfin, le lendemain, soit le 5• jour, il n'y a plus rien dans l'urine chimiquement, avec le microscope ça et là un petit fragment de cylindre.

Expérience III.

*Néphrite infectieuse expérimentale. — Injection intra-veineuse
de levûre de bière, passage des spores dans l'urine. — Albuminurie rétractile légère.*

7 *août.* Lapin moyen. Rien dans l'urine. De 5 h. 50 à 6 h. 5
on injecte très doucement dans la veine jugulaire droite 8 cc.
d'eau distillée, renfermant une minime quantité de spores de
levûre (10 à 20 environ par champ oc. 4, obj. 7. Hart.) 7 h. soir.
Le lapin est pelotonné, ahuri, immobile. Rien dans l'urine ni
dans le sang. 10 h., soir. Rien dans l'urine au microscope. Par
les réactifs, nuage douteux. Selles fréquentes.

8 *août.* 10 heures, matin. Dans l'urine, louche uniforme par
le réactif Tanret et la chaleur; peut-être quelques flocons.
On commence à apercevoir çà et là un globule de levûre dans
l'urine. 4 h., albumine non *rétractile.*

9 *août.* Urine *visqueuse* renfermant, sous l'influence des réactifs, des flocons nageant dans un liquide louche. Quelques spores bien nettes, mais rares, apparaissent aussi dans l'urine. 2 à
3 par champ (oc. 4, obj. 7. Hart.) 6 h., soir. L'urine renferme
toujours de l'albumine rétractile, semblant être en même quantité; au microscope un certain nombre de spores.

Dans le sang, on en voit quelques-unes mais rares, 2 à 4 au
plus par champ.

Un accident arrivé à l'animal n'a pas permis de le suivre
plus loin.

Expérience IV.

*Néphrite infectieuse expérimentale. — Injection toxique de le-
vûre dans la veine jugulaire. — Apparition rapide des spores
dans le sang, dans l'urine. — Albuminurie non rétractile. —
Mort.*

5 h. 20. On injecte tout doucement dans la veine jugulaire
droite d'un lapin au moyen d'une seringue de Pravaz 2 gr. de
levûre fraîche diluée dans 10 gr. d'eau distillée; on termine

l'injection à 5°,45; l'animal tombe sur le flanc. 6 h. Il se remet
un peu. 6 h. 15. Urine opaque. Par l'acide picrique et la chaleur,
albumine non rétractile très nette. Au microscope, quelques
globules rouges et quelques spores de levûre en bien petit
nombre, mais nettes.

6 h. 25. Le sang de l'oreille montre quelques spores rares,
mais nettes, 3 à 5 au plus par champ (oc. 4 obj. 7 Hart.). L'animal
meurt le soir.

Autopsie le lendemain.

Piqueté hémorrhagique à la surface du poumon et du cœur.
Cœur en diastole gorgé de sang. Dans les ramifications très
dilatées des artères coronaires, on trouve quelques spores. Reins
très congestionnés, augmentés de volume; par raclage, on trouve
au milieu des cellules et des globules sanguins d'assez nombreuses spores de levûre très nettes. L'urine est pleine de globules sanguins, elle renferme quelques spores, on voit un
cylindre granuleux contenant une spore. Rien à noter dans les
intestins.

EXPÉRIENCE V.

*Néphrite infectieuse expérimentale par injection intra-veineuse
de levûre de bière. — Spores dans le sang, leur passage dans
l'urine. — Albuminurie rétractile concomitante.*

10 *août* 1882. Chien épagneul bien portant, poids 15 kilogr.
5 h. 45. Avec une seringue de Pravaz, on injecte très doucement
et avec précaution, par demi-centimètre cube, 4 gr. de levûre
fraîche dissoute dans 44 gr. d'eau distillée.

Pendant l'injection, accélération des battements du cœur,
respiration très profonde supplémentaire. On le détache à
6 h. 25, marche hésitante, aspect hébété; il se couche. Diarrhée
abondante jaunâtre. Cœur, battements rapides et peu amples,
120 par minute, respiration lente et profonde, 36 par minute.

6 h. 35. On le sonde, quelques gouttes d'urine, nombre
énorme de spermatozoïdes extrêmement mobiles. 6 h. 40. Sang
pris à l'oreille, montre quelques spores, mais rares encore;
l'animal toujours affaissé, diarrhée. 8 h. On commence à apercevoir davantage de spores dans le sang. L'animal est toujours

affaissé, il vomit. 10 h. s. L'animal est aussi affaissé ; il a de la diarrhée ; dans l'urine on ne voit pas encore nettement de spores, pas d'albumine nette ; dans le sang les spores sont encore peu abondantes.

11 *août*. Le lendemain, l'animal vomit, il a encore de la diarrhée, il est abattu, l'examen du sang de l'oreille, fait le matin, montre en quantité énorme des globules de levûre, il peut y en avoir 1 pour 20 à 30 globules rouges ; ils sont absolument nets, le sang est rutilant.

Par la sonde, on obtient un peu d'urine acide donnant avec le Tanret des grumeaux fins d'albumine rétractile nageant dans un liquide louche. Au microscope, on commence à distinguer nettement quelques spores, parfois en petits amas. Pas de spermatozoïdes.

5 h. soir. Mêmes caractères que le matin ; dans le sang, les globules s'empilent immédiatement circonscrivant de petits lacs ; dans chaque lac, on trouve une, parfois deux spores parfaitement nettes et isolées, il y en a même un peu plus que ce matin.

Dans l'urine, chimiquement : albumine rétractile fine et très abondante. Au microscope : un nombre considérable de spores de levûre absolument nettes, les unes un peu déformées, la plupart intactes, ayant absolument le même aspect qu'au moment de l'injection. Pas autre chose dans l'urine.

12 *août*. L'animal va mieux, il n'a ni vomi, ni eu beaucoup de diarrhée.

L'urine renferme encore plus de spores qu'hier ; le sang à peu près autant.

Chimiquement : *albumine rétractile* toujours abondante mais fine ; formant par repos un petit culot au fond du tube, le liquide surnageant restant un peu louche.

L'animal n'a pu être suivi plus longtemps.

EXPÉRIENCE VI.

Injection intraveineuse de levûre de bière. — Évolution simultanée des spores et de l'albumine dans l'urine.

7 *février* 1883. Lapin moyen dont l'urine ne contient rien. On lui injecte lentement (en 10 minutes environ) au moyen d'une

seringue de Pravaz, dans la veine jugulaire externe, 0 g. 60 de levûre de bière diluée dans 6 cc. d'eau distillée et passée à travers un linge fin. Légère accélération de la respiration.

Le lendemain 8, l'animal ne va pas mal. On n'a pu constater ni mouvement fébrile, ni diarrhée. On ne trouve rien dans l'urine, ni chimiquement, ni avec le microscope.

10 *février*. Dans l'urine, albumine rétractile à grumeaux extrêmement petits (sablé fin), quelques spores en petit nombre mais très nettes.

12 *février*. L'albumine rétractile est beaucoup plus nette dans l'urine; on y voit un certain nombre de spores et quelques cylindres granuleux. Dans le sang, il y a 7 à 8 spores par champ et bien nettes (oc. 4 obj. 9, immersion Hart.)

L'animal se porte bien.

15 *février*. L'animal semble malade, il a de la diarrhée, l'albumine est abondante. Il meurt dans la nuit. Les reins sont èrs congestionnés, surtout dans la zone corticale. Les viscères sont également congestionnés; rien de spécial à y signaler.

L'examen histologique du rein, fait par M. Suchard sur des fragments placés dans l'alcool absolu peu après la mort, montre une congestion intense de l'organe. Dilatation très marquée des capillaires. Çà et là, il semble qu'on aperçoive une spore déformée dans l'intérieur d'un vaisseau. Par places on trouve dans les tubes des exsudats colloïdes.

EXPÉRIENCE VII.

Injection intraveineuse de levûre de bière. — Néphrite infectieuse expérimentale. — Albuminurie rétractile. — Élimination complète des spores et disparition de l'albuminurie.

30 *janvier*. Chien griffon bâtard, poids 6 kilog., en bonne santé et n'ayant rien dans l'urine. On lui injecte très lentement (en une heure un quart), au moyen d'une seringue de Pravaz, dans la veine jugulaire externe, 4 gr. de levûre de bière fraîche diluée dans 60 c. c. d'eau distillée, puis passée à travers un linge fin. Peu de réaction immédiate, l'animal est légèrement affaissé. Pendant les deux jours suivants, on examine son urine

sans y trouver traces d'albumine ; l'animal, après un léger mouvement fébrile, va tout à fait bien, on ne s'occupe plus de lui.

Le 7 *février*, une goutte de sang de l'oreille montre un grand nombre de spores de levûre, une dizaine environ par champ du microscope (oc. 2, obj. 9, immersion Hartnack). L'urine renferme de l'albumine rétractile assez abondante en fins grumeaux ; au microscope, on n'y trouve que des spores de levûre, en général assez petites, en certaine quantité, et quelques cylindres granuleux, contenant généralement une ou deux spores.

8 *février*. A peu près les mêmes caractères de l'urine, les cylindres sont plus abondants et renferment jusqu'à 7 à 8 spores.

9 *février*. Il n'y a dans l'urine que de l'albumine non rétractile, formant un louche uniforme après action du réactif Tanret et de la chaleur ; les spores sont également peu abondantes et les cylindres assez rares.

12 *février*. L'albumine est en plus grande quantité, elle est finement rétractile ; on trouve également plus de spores dans l'urine.

14 *février*. Les spores de levûre deviennent rares dans le sang ; on n'en voit plus guère qu'une ou deux par champ. Dans l'urine, il n'y a plus que de l'albumine non rétractile ; les spores et les cylindres sont très peu abondants.

21 *février*. Il n'y a plus dans le sang que de rares spores, c'est à peine si on en aperçoit une çà et là. L'urine ne renferme plus qu'une très minime quantité d'albumine non rétractile ; on n'y voit que quelques très rares spores et plus rarement encore un cylindre, ordinairement petit.

1er *mars*. On ne trouve plus de spore nette dans l'urine et plus du tout de cylindres ; la quantité d'albumine qu'elle renferme est extrêmement minime et même douteuse. L'élimination semble donc complète. L'animal se porte bien ; au reste, sauf un peu de malaise durant les premiers jours, il n'a jamais été malade pendant tout le temps qu'à duré l'expérience, pas de diarrhée ni d'amaigrissement marqué.

Expérience VIII.

Injection intra-veineuse de levûre. — Apparition assez rapide des spores et de l'albumine dans l'urine, disparition le dixième jour.

19 *février.* Lapin fort. On lui injecte lentement, en 12 minutes, dans la jugulaire externe gauche, 0 g. 75 de levûre de bière fraîche, dissoute dans 7 à 8 cc. d'eau distillée et passée. L'animal reste affaissé.

Le surlendemain, on constate dans le sang les spores nettes, mais en petit nombre, et dans l'urine quelques spores et d'assez rares cylindres granuleux, ou bien formés d'un petit amas de spores : *albumine rétractile* en fins grumeaux.

26 *février.* Presque plus rien dans l'urine, louche uniforme d'albumine non rétractile.

28 *février.* Quelques spores en petit nombre, et de petites dimensions ; dans l'urine, léger louche uniforme à peine marqué, plus rien du tout dans le sang. L'animal va fort bien. La plaie du cou est presque cicatrisée.

29 *février.* Plus rien du tout dans l'urine chimiquement. Au microscope, çà et là un petit fragment de cylindre et plus rarement encore une spore petite et déformée.

Expérience IX.

Piqûre des circonvolutions. — Hématurie. — Mort.

Lapin moyen. Rien dans l'urine. 5 h. 45. Avec une aiguille fine, on fait, à travers le crâne une piqûre à la partie supérieure de la région frontale gauche ; la piqûre est aussi superficielle que possible, on dilacère un peu les parties voisines de la piqûre par quelques mouvements de va et vient. L'animal reste immobile, pelotonné, la pupille gauche légèrement rétrécie. Pas de paralysie.

6 h. 45. Hématurie abondante.

9 h. 15. Beaucoup moins de sang dans l'urine, mais encore assez même pour teinter l'urine.

Le lendemain matin, l'animal est mort. A l'autopsie, on trouve que la piqûre a donné un peu de sang épanché sous les méninges au voisinage. Congestion méhingée assez forte. La piqûre n'a lésé que la couche corticale et un peu la couche blanche sous-jacente. Rien dans les ventricules.

EXPÉRIENCE X.

Piqûre des circonvolutions. — Hématurie, puis albuminurie rétractile, puis non rétractile.

13 *février*. Lapin moyen, bonne santé. A 6 h. 35 on enfonce un peu à gauche du bregma, dans le pariétal gauche, une aiguille à un centimètre et demi de profondeur environ, puis on lui imprime quelques mouvements de va et vient. L'animal reste immobile ; après deux ou trois minutes, les deux pattes de devant s'entre-croisent et restent légèrement contracturées dans cette position. A 7 h. 35, par une pression très légère sur l'abdomen, on obtient un peu d'urine *sanguinolente*, ne renfermant qu'un grand nombre d'hématies et quelques globules muqueux.

14 *février*. L'animal remue peu ; ses pattes sont toujours entre-croisées. Dans l'urine, qui a repris sa couleur normale, on ne trouve plus que quelques très rares globules rouges ; *albumine rétractile* très fine et peu abondante.

16 *février*. L'animal va bien ; il n'y a plus dans son urine que de l'albumine non rétractile.

20 *février*. Plus rien dans l'urine.

EXPÉRIENCE XI.

Piqûre de bulbe. — Albuminurie rétractile.

15 *mars*. Lapin moyen. Rien dans l'urine. A 3 h. 30 on pique le bulbe ; torsion de la tête, mouvement de rotation sur lui-même, etc. 6 h., l'urine renferme nettement de l'albumine rétractile et pas de sucre.

16 *mars*. Il y a toujours de l'albumine rétractile dans l'urine, pas de sucre.

17 *mars*. L'albumine a toujours les mêmes caractères, mais elle est moins abondante.

18 *mars*. On trouve l'animal mort.

A l'autopsie : Rien de spécial dans les viscères. Au bulbe, la piqûre a détruit jusqu'à la profondeur d'un millimètre la surface de la moitié inférieure du bord interne du corps restiforme gauche, en empiétant un peu sur la pyramide postérieure.

EXPÉRIENCE XII.

Piqûre du bulbe. — Albuminurie seule rétractile.

Lapin moyen, 2 k. 820. Rien dans l'urine.

3 h. 5. Piqûre du bulbe par le procédé de Bernard. Mouvements de rotation suivant le grand axe de son corps, nystagmus intermittent, rotation de la tête à gauche. 3 h. 42. Dans l'urine, albumine rétractile à grumeaux très nets en quantité moyenne, pas de sucre ni de globules sanguins.

Le lendemain, 15 *mars*, l'animal est couché sur le flanc ; dans l'urine, albumine rétractile à grumeaux très fins ; il y en a moins qu'hier.

16 *mars*. Il n'y a plus que des traces d'albumine.

17 *mars*. Plus d'albumine du tout, toujours pas de sucre.

L'animal ne meurt que le 24 et de lésions tuberculeuses multiples.

Le bulbe montre encore les traces de la piqûre à gauche au-dessous du point où les racines postérieures de l'auditif passent derrière le corps restiforme, pour venir former les barbes du calamus.

EXPÉRIENCE XIII.

Piqûre du bulbe. — Hématurie, puis albuminurie rétractile.

21 *mars*. Lapin moyen. Rien dans l'urine, 2 h. 35. Piqûre du bulbe par le procédé de Bernard. Immédiatement oscillations

de la tête à droite et à gauche, mais le lapin reste debout, ac
croupi, immobile. T. 39°,9. — 3 h. 35. T. 37°,6. — 4 h. Dans
l'urine sang en abondance. Polyurie, pas de glycose.

22 *mars*. Plus de sang dans l'urine. Albumine rétractile en
minime quantité.

Le lapin guérit avec quelques légères oscillations de la tête et
ne présente plus d'albumine les jours suivants.

EXPÉRIENCE XIV.

Piqûre du bulbe. — Hématurie puis albuminurie rétractile.

21 *mars*. Lapin, rien dans l'urine. 3 h. 30, piqûre du bulbe
par le procédé de Bernard. Rotation forte de la tête à droite.
T. 39°,2. — 5 h., T. 35°,6. Urine sanglante, pas de sucre.

22 *mars*. Plus de sang dans l'urine. Légère quantité d'albumine rétractile; pas de sucre, nystagmus, diarrhée.

23 *mars*. On le trouve mort.— A l'autopsie absolument rien à
noter dans les viscères. Le rein est *complètement* normal.

La piqûre du bulbe a porté sur le bord externe du corps restiforme vers le point où il se continue avec le faisceau postérieur
de la moelle ; elle a pénétré obliquement à une profondeur de
5 millimètres jusqu'au-dessous de l'extrémité inférieure du
plancher du IV⁰ ventricule.

EXPÉRIENCE XV.

*Piqûre du bulbe après que le rein est mis à nu. — Congestion du
rein et des vaisseaux abdominaux. — Hématurie.*

On ouvre rapidement au thermo-cautère l'abdomen d'un
gros lapin n'ayant rien dans l'urine, le rein gauche est mis à nu
Immédiatement, on pique le bulbe et on obtient rotation de la
tête à droite, nystagmus. Presque immédiatement le rein augmente notablement de volume, se congestionne ; les veines du
hile ainsi que celles de l'abdomen deviennent turgescentes. On

sectionne l'uretère et on peut recueillir alors de l'urine fortement chargée de sang pendant une demi-heure environ.

A l'autopsie, on trouve que l'aiguille a creusé un sillon de 1 millimètre de profondeur environ suivant de haut en bas presque toute la hauteur du plancher du IV\e ventricule et tout rpè smais un peu à gauche de la ligne médiane.

Expérience XVI.

Piqûre du cervelet. — Hématurie légère puis albuminurie rétractile.

Lapin taille moyenne. Rien dans l'urine.

On fait la piqûre du bulbe par le procédé de Cl. Bernard, à 3 h., le 28 mars. — A 3 h. 5, T. 38°,7. Rotation suivant son grand axe, nystagmus. — A 4 h., T. 36°,6. Dans l'urine, albumine rétractile fine, pas de sucre ; au microscope quelques globules sanguins. — 5 h., T. 37°,6, l'urine renferme encore de l'albumine rétractile très fine, elle est absolument claire.

Le lendemain, forte rotation de la tête à gauche, rien absolument dans l'urine T. 39°,4. Il ne présente rien dans l'urine jusqu'au jour de sa mort, le 8 avril. — A l'autopsie : Dans le péritoine *sérosité sanguinolente*. On constate que la piqûre a surtout porté sur le lobe gauche du cervelet, à la surface postérieure duquel elle à creusé dans toute sa hauteur, vers la partie moyenne, un sillon de 2 à 3 millimètres de profondeur

Expérience XVII.

Piqûre de la moelle. — Hématurie légère, albuminurie rétractile.

Gros lapin fort, rien dans l'urine. 5 h. 30, au niveau de l'apophyse épineuse de la 8\e dorsale ou de la 9\e on enfonce verticalement une aiguille profondément de manière à piquer la moelle. L'animal se débat un peu ; aucun symptôme. 5 h. 40, urine épaisse : *albumine rétractile fine* en quantité abondante ; au microscope, quelques globules sanguins.

24 heures après, l'albumine a notablement diminué, il n'y en a plus qu'une très minime quantité mais encore rétractile, plus de globules sanguins. Le surlendemain, plus rien du tout dans l'urine, l'animal va très bien.

EXPÉRIENCE XVIII.

Faradisation générale portant surtout sur la moelle. — Albuminurie non rétractile.

Lapin moyen. Rien dans les urines. Pendant une heure excitation avec un courant assez fort (div. 10 et 9 du chariot Dubois Reymond, pile au bichromate n° 2, Gaiffe,) un des électrodes sur le nez ou sur la région cervicale dont les poils sont coupés, l'autre sur la région lombaire ou sur l'extrémité d'une patte postérieure. Rien dans l'urine, l'animal semble très affaissé, sauf un peu de tremblement général peu de réaction au courant. Pendant 10 minutes alors excitation avec intermittences, courant div. 5. L'animal crie, la respiration est très fréquente, superficielle ; il asphyxie presque. Dans la vessie, urine assez claire qui renferme uue minime quantité d'albumine donnant par le réactif Tanret et la chaleur un louche uniforme net mais peu marqué ; ni glycose, ni sang. L'albuminurie a disparu le lendemain.

EXPÉRIENCE XIX.

Faradisation du sciatique entier. — Albuminurie non rétractile. — Glycosurie.

19 *décembre* 1881. Petit chien jeune, 4 k. ; on ne le chloroformise pas.

3 h. 49, rien dans l'urine. On découvre le sciatique et à 3 h. 50 on commence à le faradiser (div. 20 à div. 8 chariot, Dubois Reymond, pile au bichromate n° 2 de Gaiffe,) excitations pendant 4 à 5 minutes environ, séparées par intervalles de repos de plu-

sieurs minutes. La respiration et le cœur deviennent très- irré-
guliers.

5 h. la respiration s'arrête, et ne reprend qu'avec peine ; repos un peu prolongé puis reprise des excitations (div. 20 à 10):
10 à 15 secousses toutes les 10 minutes. Rien dans l'urine qui
est très claire.

6 h. 10, par la chaleur après action de l'acide picrique on
obtient un léger louche dans l'urine; glycose, traces.

6 h. 30, on cesse les excitations définitivement. Dans l'urine
au microscope pas de globules sanguins ; albuminurie en quantité notable ; nuage uniforme très marqué par l'acide picrique et
la chaleur; sucre 16 gr. par litre.

7 h. 30. L'albumine est en même quantité à peu près, le glycose
a notablement diminué.

7 h. 50. L'albumine est toujours en même quantité et présente
les mêmes caractères, le glycose a encore diminué.

10 h. L'albumine semble être à peu près en même quantité ;
glycose : très minime quantité.

Lendemain 9 h., matin, albumine très faible quantité, glycose
traces douteuses.

<h3 style="text-align:center">Expérience XX.</h3>

Faradisation du sciatique entier. —Section du nerf et faradisation
du bout central. — Hématurie et albuminurie.

Lapin taille moyenne. Rien dans l'urine. Le sciatique est mis
à nu. On porte sur le nerf entier des excitations faradiques
(div. 25 à 15 chariot Dubois Reymond, pile n° 2 bichromate de
Gaiffe,) pendant 5 minutes chaque fois et à quatre reprises de
3 h. 40 à 4 h. 10 ; à ce moment seulement il y a un peu de sang
dans l'urine et pas de glycose. On continue la faradisation à
deux reprises pendant 5 minutes chaque fois. A 4 h. 18, polyurie
(11cc en dix minutes), l'urine est claire ; elle ne renferme plus de
sang mais elle donne par la chaleur et l'acide picrique un louche uniforme. A 5 h. 8, section du sciatique, quelques minutes
après, hématurie légère ; de 5 h. 20 à 5 h. 22, et de 5 h. 26 à
5 h. 29, irritation faradique moyenne du bout central du nerf.

— 5 h. 34, L'urine est redevenue claire et à 6 h. 1/2 elle ne contient plus traces d'albumine.

Expérience XXI.

Faradisation du bout central du sciatique. — Albuminurie.

Jeune chien, 11 k. Rien dans l'urine. 3 h. 45, section du sciatique gauche. 4 h., rien dans l'urine. Excitations du bout central intermittentes avec un courant moyen, toutes les 5 minutes; (div. 15 à 20, chariot Dubois Reymond, pile bichromate n° 2 Gaiffe), 20 à 25 secousses toutes les 5 minutes.

4 h. 33, albumine non rétractile, traces : louche uniforme léger, pas de glycose; 4 h. 40, quelques excitations, respiration irrégulière profonde, cœur irrégulier.

4 h. 45, albumine non rétractile peu; on cesse la faradisation.

5 h. 45, albumine un peu plus; il semble qu'il y ait quelques très fins grumeaux. 6 h., on cesse la faradisation définitivement après quelques secousses. 6 h. 45, très légère quantité d'albumine très finement rétractile. 7 h. faible quantité d'albumine non rétractile. 7 h. 45, albumine seulement traces ne disparaissent totalement que le lendemain après-midi.

Expérience XXII.

Section du sciatique et du crural gauches, puis section de la moelle à la région dorsale. — Excitation du bout central du sciatique. — Albuminurie non rétractile.

Chien, 8 k.. Rien dans l'urine. Section du sciatique et du crural gauches. 10 minutes après, albumine non rétractile, louche uniforme assez marqué par l'acide picrique et la chaleur.

24 heures après, plus traces d'albumine dans l'urine; pas de sucre.

3 h. 45, section de la moelle au milieu de la région dorsale. Un quart d'heure après, albumine non rétractile; on prend à l'animal 120 grammes de sang des veines fémorales.

4 h. 45, pendant dix minutes, excitation du bout central du sciatique gauche avec un courant faradique. (div. 12 à div. 2

chariot Dubois Reymond, pile au bichromate n° 2 de Gaiffe). On prend 80 grammes de sang. Dans l'urine avec le réactif acéto-picrique et la chaleur, on a toujours un nuage abondant mais uniformément louche.

Le lendemain, l'albumine a notablement diminué, il n'y en a plus qu'une très minime quantité.

Expérience XXIII.

Ethérisation. Section de la moelle dorsale. — Section du sciati-que et du crural droit. — Albuminurie progressive.

Petit chien, poids 6 k.; rien dans l'urine. 3 h. 30, éthérisation, incisions pour découvrir les nerfs. Albuminurie non rétractile et fort peu. 4 h. à 4 h. 25, on met la moelle à nu ; hémorrhagie; malgré cela dans l'urine, même quantité d'albumine non rétrac-tile. 4 h. 30, section de la moelle. 4 h. 45, albumine rétractile fine. 4 h. 50, section des nerfs; on cesse l'éthérisation. 5 h., l'al-bumine augmente. 5 h. 10, on prend 35 grammes de sang, 5 h. 20, l'albumine augmente encore.

L'animal meurt dans la nuit; on trouve dans sa vessie de l'al-bumine rétractile en grande quantité (Albuminurie agonique).

Expérience XXIV.

Excitation du nerf auditif. — Albuminurie rétractile, puis non rétractile.

Lapin moyen. Rien dans l'urine. A 3 h. 15, on lui tire tout contre l'oreille, six coups d'un petit révolver dont les détonations sont assez fortes. A chaque coup, l'animal a un violent soubre-saut. Il reste immobile presque sans bouger ; à 4 h. 45, par une très légère pression sur l'abdomen, on obtient un peu d'urine très claire, ne renfermant que quelques cristaux. Elle contient de l'albumine rétractile assez abondante donnant de très fins grumeaux par le réactif Tanret et la chaleur. — 5 h. 45.

On n'obtient plus qu'un louche uniforme mais faible, albumine non rétractile en minime quantité. 6 h. 45 on n'a plus que le disque bleuâtre, l'urine étant versée sur le réactif Tanret contenu dans un tube. Le lendemain,à 4. 30,il n'y a absolument plus rien dans l'urine.

Expérience XXV.

Excitation du nerf auditif.— Hématurie puis albuminurie non rétractile.

Lapin moyen. Rien dans l'urine. A 4 h. 15 on lui tire contre l'oreille six coups de révolver. (Même arme, même réaction que l'animal de l'expérience précédente.) Il reste immobile. A 4 h. 45 on obtient, par une très légère pression sur l'abdomen, un peu d'urine louche et légèrement rosée qui renferme de l'albumine rétractile très fine mais en quantité assez notable, après repos elle forme un petit culot au fond du tube, le liquide surnageant restant uniformément louche; au microscope on y trouve une quantité notable d'hématies et aucunement modifiées, une quinzaine environ par champ (oc. 1 obj. 9 immers. Hartnack).

6 heures, l'urine est encore louche mais non rosée, elle ne renferme plus que de très rares globules sanguins; elle ne contient plus que de l'*albumine non rétractile* en assez faible quantité, louche uniforme net mais peu marqué. 1 heure, pas traces de globules; chimiquement, on ne trouve plus rien non plus.

Expérience XXVI.

Irritation rétinienne. — Albuminurie non rétractile transitoire.

Lapin moyen, rien dans l'urine. A 2 h. 50, au moyen d'une assez forte loupe, on lui concentre sur chaque pupille, pendant deux minutes environ, des rayons solaires, en remuant constamment pour ne pas le brûler. On produit pourtant à gauche un peu de kératite. A 3 h. 1[2, l'animal urine seul; l'urine est claire, assez abondante : léger louche uniforme par le réactif Tanret et la chaleur. Au microscope çà et là un globule sanguin. La pupille droite a conservé son aspect normal ; la gauche est à demi contractée, irrégulière, incapable de se dilater.

Le lendemain, minime quantité d'albumine non rétractile.

Le surlendemain, plus rien du tout dans l'urine. Pupille normale.

EXPÉRIENCE XXVI *bis.*

Irritation de la muqueuse olfactive. — Albuminurie non rétractile transitoire.

Lapin moyen, rien dans l'urine. On le fait respirer au-dessus d'un verre renfermant de l'ammoniaque, pendant 5 à 6 minutes environ, à trois reprises différentes en l'espace d'une heure. L'animal se débat ; il se frotte vivement le nez. Aucun symptôme à noter. Il est environ 6 h. du soir. Vers 10 h., son urine montre un louche uniforme peu marqué, mais net, d'albumine non rétractile ; rien au microscope.

Le lendemain, l'albumine persiste avec les mêmes caractères, elle est très nette.

Le surlendemain, il n'y a plus rien dans l'urine.

EXPÉRIENCE XXVII.

Irritation légère du péritoine. — Albumine non rétractile puis rétractile.

7 *mai.* Lapin n'ayant rien dans l'urine. 5 h. 30, on enfonce sur la face droite de l'abdomen une aiguille fine. L'animal n'a aucun symptôme. 6 h. 30, l'urine est assez claire légèrement louche et renferme une quantité notable d'albumine rétractile, au microscope, quelques bien rares globules. 10 heures s. albumine est infiniment plus fine, elle a notablement diminué, toujours quelques rares globules.

L'animal va fort bien.

8 *mai*, 10 heures matin. Louche uniforme dans l'urine après action des réactifs ; albumine non rétractile, le soir, mêmes caractères atténués.

9 *mai*. Albumine rétractile assez abondante mais les grumeaux sont fins; le soir ils sont très fins, il y en a à peine.

10 *mai*. Plus rien du tout dans l'urine.

Expérience XXVIII.

*Ouverture de l'abdomen produisant par elle seule l'albuminurie.
—Énervement partiel du rein droit.—Albuminurie plus marquée.*

Lapin moyen. Rien dans l'urine.

12 h. 10. On incise la paroi abdominale du flanc droit y compris le péritoine, l'incision mesure 7 cent. de longueur, elle est faite avec le thermo-cautère; on referme avec soin immédiatement l'abdomen en se servant de pinces à artères.

12 h. 15. Respiration fréquente. L'urine donne par le réactif picrique et la chaleur un nuage uniforme, net, mais peu opaque.

12 h. 40. L'albumine a un peu augmenté. L'animal est alors ouvert de nouveau, on coupe plusieurs filets nerveux se rendant au rein droit. Les parois intestinales sont très injectées; dilatation extrême de la veine rénale, l'artère très contractée, a son calibre extrêmement diminué. L'opération est terminée à 12 h. 55.

1 h. 5. L'urine est légèrement teintée en rouge par des hématies. Albumine rétractile fine.

2 h. 45. Encore une minime quantité d'albumine rétractile; au microscope, pas de globules sanguins bien nets.

4 h. Avec le Tanret et la chaleur, on obtient dans l'urine quelques grumeaux fins dans un liquide louche.

4 h. 45. Mêmes réactions, les grumeaux sont un peu plus abondants. Au microscope, quelques rares globules rouges déformés.

6 h. 25. Mêmes réactions.

L'animal meurt dans la nuit.

Expérience XXIX.

Irritation mécanique de l'intestin. — Albumine non rétractile,
puis plus rien.

Lapin fort, rien dans l'urine. On lui introduit de force dans
le pharynx une vingtaine de grosses perles de verre de forme
prismatique mesurant 4 millimètres dans tous les sens. Il en
avale quelques-unes telles quelles, mais croque les autres et
avale les fragments. Il est 5 h. 30.

7 h. 25, l'urine renferme une minime quantité *d'albumine
non rétractile*. — Le lendemain, à 4 h. du soir, disque bleuâtre.
l'urine étant versée goutte à goutte sur le réactif Tanret dans
le fond d'un tube. — à 10 heures du soir, plus rien du tout.

Expérience XXX.

Irritation mécanique de l'intestin. — Albumine rétractile, puis
non rétractile

13 *février*. Lapin moyen, rien dans l'urine. A 6 h. 20, on lui
fait avaler environ deux cents perles en verre irrégulièrement
sphériques de un millimètre et demi à deux millimètres de
diamètre.

Le 14 *février*, à 3 heures, dans son urine on ne peut constater
nettement de traces d'albumine.

15 *février*. Dans l'urine : albumine rétractile à *sablé extrêmement fin*, mais net.

16 *février*. *Albumine non rétractile* et en minime quantité.

20 *février*. L'animal se porte bien, il n'a plus rien du tout dans
l'urine.

Expérience XXXI.

Injection de mercure dans l'estomac.—Albumine rétractile.—Mort

Lapin fort. Rien dans l'urine. A 6 h. 40, au moyen d'une sonde, on lui introduit 7 c. c. de mercure dans l'estomac plein d'aliments. Cœur et respiration normaux. A peine l'opération est-elle finie que la respiration s'accélère, 180 R. par minute, le cœur bat 200 fois par minute. Quelques efforts de vomissement.

7 h. 40. L'animal est resté immobile. Pas de diarrhée. Par pression sur le ventre faite avec précaution, on a peu d'urine avec un caillot sanguin.

Albumine rétractile en grande quantité. L'animal meurt le lendemain soir. La vessie renferme une assez grande quantité d'urine claire; ses parois sont très fortement injectées; en un ou deux points, il y a de véritables ecchymoses. Au microscope, globules sanguins en *très* minime quantité, amas de mucus, cylindres muqueux. *Albumine rétractile* en grande quantité. Dans l'estomac et l'intestin, au milieu de masse chymeuse, quelques petits globules de mercure.

Expérience XXXII.

Injection de mercure dans l'estomac.—Albumine rétractile.—Mort

11 *décembre*. Lapin assez fort à jeun depuis 24 heures, n'ayant rien dans l'urine. 4 heures, on lui verse dans la bouche 4 c. c. de mercure qu'il avale facilement. Accélération de la respiration et des battements du cœur. Quelques efforts de vomissement. 5 heures, par pression sur le ventre on a une petite quantité d'urine assez claire, montrant de très fins grumeaux d'*albumine rétractile* après action du réactif Tanret ou de l'acide picrique, puis de la chaleur. Au microscope, quelques rares globules rouges; petits amas de mucus. 6 h. 45, l'albumine est en moindre quantité, on n'obtient plus que de petits grumeaux extrêmement fins.

13 *décembre*. L'animal est affaissé, l'urine renferme encore une minime quantité d'*albumine rétractile*, pas de sang. L'animal meurt dans la nuit du 13 au 14. Rien de bien saillant à noter dans les viscères. On retrouve dans l'estomac et surtout l'intestin grêle, environ le cinquième du mercure injecté, en partie divisé en très petits globules aucunement altérés.

Expérience XXXIII.

Diarrhée par purgatifs salins. — Hématurie légère. — Albuminurie rétractile.

Lapin moyen. Rien dans l'urine, on lui injecte dans l'estomac avec une sonde, 6 gr. sulfate de soude et.3 gr. sulfate de magnésie dans 30 c. c. d'eau. Une heure après, l'abdomen est fortement ballonné ; urine en minime quantité renfermant de l'*albumine rétractile* fine et assez abondante. Quelques globules sanguins.

2 heures plus tard, *albumine rétractile* fine ; l'animal a des crottes peu consistantes.

24 heures après, *albumine rétractile* en quantité moyenne, globules sanguins en certain nombre.

Le surlendemain de l'opération, plus rien du tout dans l'urine.

Expérience XXXIV.

Diarrhée par purgatifs salins. — Hématurie. — Albuminurie rétractile.

Lapin moyen. Rien dans l'urine. 5 h. 10, on lui injecte dans l'estomac, 20 c. c. eau tiède tenant en solution 7 gr. 5 sulfate de soude et autant de sulfate de magnésie. 6 h. 30, ventre ballonné, crottes abondantes peu consistantes. Urine jaune sale un peu rosée, renfermant des globules sanguins en quantité notable.

10 heures soir, *albumine rétractile* très fine mais abondante ;

moins qu'hier pourtant. Encore pas mal de globules sanguins. Il rend toujours des crottes abondantes peu consistantes, le lendemain, dans la matinée, encore un peu d'*albumine rétractile* et plus du tout dans la soirée.

EXPÉRIENCE XXXV.

Faradisation généralisée. — Albumine rétractile.

Lapin moyen. Rien dans l'urine.

3 h. 40, on commence la faradisation (div. 18 chariot Dubois Reymond, pile bichromate n⸱ 3 de Gaiffe) pendant 15 minutes; on la continue en interrompant de temps à autre; les électrodes sont placées en général une sur chaque flanc. 4 h. 40, dans l'urine albumine rétractile fine peu abondante; pas de sucre, pas de globules sanguins. 5 h., polyurie, mêmes caractères de l'urine. Le lendemain, plus rien dans l'urine, l'animal est rétabli.

EXPÉRIENCE XXXVI.

Fadarisation totale. — Albuminurie non rétractile au début, congestions viscérales intenses.

Lapin fort, rien dans l'urine. On emploie chariot de Dubois Reymond, pile au bichromate de Gaiffe n° 2. On applique une électrode sur le nez ou le bregma et l'autre soit sur un flanc, région lombaire, ou l'extrémité d'une patte postérieure. Tous ces points ont été tondus et mouillés d'eau acidulée. On fait une faradisation continuellement en interrompant constamment le courant et changeant de place souvent les électrodes. Début 11 h. 20. (division 10.) 11 h. 30, l'animal urine seul abondamment : albumine non rétractile en assez grande quantité. 11 h. 42, (div. 8) pendant 3 minutes. 11 h. 45 à 12 h. 15 repos. 12 h. 15 à 12 h. 20, (division 7.) L'animal réagit violemment, il meurt subitement à 12 h. 20. Immédiatement ouvert ; congestion extrême de tous les viscères abdominaux qui sont gorgés de sang. Les reins sont no-

tablement plus volumineux que normalement et pleins de sang.
Un quart d'heure après la mort environ, on constate une rigidité cadavérique des plus marquées : pattes allongées et tête renversée en arrière..

L'*examen histologique* du rein fait sur des fragments placés au moment même de la mort dans l'acide osmique, examen fait par notre ami Suchard, montre une congestion intense du rein, les vaisseaux sont gorgés de sang et très dilatés; par places, dans l'intérieur des tubes, on trouve des globules sanguins et, dans d'autres points, des amas colloïdes; les cellules semblent en général saines.

Expérience XXXVII.

Faradisation cutanée. — Hématurie. — Albumine rétractile puis non rétractile.

Lapin moyen, rien dans l'urine. 4 h. 15 on tond la peau de flancs et on les mouille avec de l'eau acidulée, excitation faradique une électrode sur chaque flanc, secousses fréquentes de div. 5 (chariot Dubois Reymond pile n° 2 Gaiffe).

4 h. 35, hématurie légère ; 5 h. 45, après quelque temps de repos et reprise de la faradisation, l'hématurie augmente.

Urines de la nuit, à peine de sang, albumine non rétractile peu, mais nette.

Le lendemain après midi il n'y a plus de sang, mais de l'albumine non rétractile des plus nettes.

Surlendemain plus rien dans l'urine, l'animal va bien, jamais il n'y a eu de glycosurie.

Expérience XXXVIII.

Vernissage d'un lapin. — Hématurie.

Lapin, rien dans l'urine, on le tond grossièrement à 3 h. 30 puis on applique 3 couches de vernis à 1 h 1|2 d'intervalle. Respiration accélérée ; frissons ; convulsions tétaniformes surtout opisthotonos, diarrhée abondante sans glycose ni albumine, on ne peut le faire uriner. On le trouve mort à 9 h. 45. Dans la vessie à peine d'urine rouge renfermant de l'albumine rétractile, abondante, sels et globules sanguin.

Vernissage d'un lapin. — Albuminurie non rétractile

Deux couches sur les poils à 3 h. et 4 h. 45, ventre ballonné, diarrhée excessive, convulsions, etc., il meurt dans la nuit.

Pas de congestion viscérale.

Dans la vessie, urine claire avec albumine non rétractile et pas de sucre.

EXPÉRIENCE **XXXIX.**

Irritation cutanée. — Albuminurie rétractile puis non rétractile.

27 *juillet*. 4 h. 35, lapin moyen, rien dans l'urine, on lui applique au milieu de la région dorsale en descendant un peu sur les flancs une solution chaude assez concentrée de sulfure de calcium ; en frottant légèrement les poils tombent et laissent la peau rouge très injectée bleuâtre par places, dimension 8^c×12^c. L'animal ne semble pas beaucoup souffrir. — 4 h. 50. Urines louches renfermant une certaine quantité d'albumine rétractile fine. — 5 h. 45 mêmes caractères, albumine un peu plus abondante.

28 *juillet*. L'urine acide renferme à peu près la même quantité d'albumine non rétractile.

29 *juillet*. L'animal a encore une petite quantité d'albumine dans l'urine.

30 *juillet*. Plus rien dans l'urine ; son dos a l'aspect d'une peau tannée ; il se porte bien.

EXPÉRIENCE **XL.**

Friction avec le chloroforme. — Albuminurie non rétractile.

Lapin, rien dans l'urine, on coupe les poils sur le flanc et on y fait, avec le chloroforme, une friction pendant 40 minutes. On termine à 5 h. 45 ; l'urine ne renferme rien. — A 6 h. 20, l'urine renferme une certaine quantité d'albumine non rétractile.

Le lendemain matin, l'albuminurie est en même quantité ; elle est toujours non rétractile. — A 5 h. 30, on n'obtient plus qu'un louche peu marqué (minime quantité d'albumine non rétractile).

Le surlendemain, l'urine ne renferme plus rien.

Expérience XLI.

Injection sous-cutanée de chloroforme. — Cas moyen. — Albuminurie rétractile. — Mort après 40 h. environ.

6 *janvier*. Lapin moyen, rien dans l'urine. On lui injecte, vers 5 h. du soir, sous la peau, 1 centimètre cube de chloroforme. 45 minutes après l'opération, il est somnolent, immobile et tombe si on le pousse.

7 *janvier*. Le lendemain, l'animal semble être en pleine santé ; son urine contient de *l'albumine rétractile* bien nette, en petits flocons ; on n'y trouve rien au microscope.

8 *janvier*. On trouve l'animal mort le matin. Les poumons sont congestionnés, la rate rouge ; les reins sont augmentés de volume, et, au microscope, on y trouve une congestion intense avec dilatation extrême des capillaires ; çà et là quelques amas colloïdes dans les tubes.

Expérience XLII.

Injection sous-cutanée de chloroforme. — Cas intense. — Hématurie. — Mort après 40 heures environ.

Lapin moyen, rien dans l'urine. On lui injecte sous la peau 2 centimètres cubes de chloroforme. Hébétude ; l'animal devient somnolent. Le lendemain, son urine renferme une quantité notable d'albumine rétractile et des globules sanguins en grande quantité. Il ne semble pas fort malade.

Le surlendemain matin, on trouve l'animal mort. Congestion intense des viscères. Hémorrhagie assez abondante dans les pa rois du gros intestin. Le rein est augmenté de volume. On y trouve au microscope une congestion excessive avec dilatation énorme des capillaires. Plusieurs tubes renferment des globules sanguins. Çà et là amas colloides.

Expérience XLIII.

Brûlure superficielle. — Albuminurie rétractile.

4 h. 40. Un lapin n'ayant rien dans l'urine a son train postérieur plongé dans l'eau bouillante pendant 2 à 3 secondes, puis on l'immerge dans l'eau froide, il crie. 5 h. l'urine renferme de l'albumine rétractile en flocons fins assez abondants, quelques globules sanguins. L'examen du sang ne montre rien de spécial. 7 h. 40, plus rien dans l'urine, au reste la brûlure est très superficielle du premier degré et surtout nette sur l'abdomen.

Expérience XLIV.

Brûlure d'une patte. — Polyurie, albuminurie légère

Lapin moyen ; rien dans l'urine. 4 h. 35, on plonge toute l'extrémité inférienre de la patte postérieure dans de l'eau bouillante, on l'y laise de 20 à 25 secondes. L'animal ne crie qu'à la fin, la patte est absolument inerte, tuméfiée. 6 h. polyurie, urine très claire et abondante, ne renfermant rien. — 11 h. soir. Traces d'albumine rétractile ; rares globules sanguins dans l'urine. Le lendemain matin, il y a encore des traces d'albumine, le soir plus rien. — La patte a été fortement brûlée, elle se sphacèle les jours suivants.

Expérience XLV.

*Hypothermie artificielle. — Immersion dans l'eau froide. —
Albuminurie non rétractile.*

Lapin n'ayant rien dans l'urine. Eau à 8°. T. rectale 38°,9.
5 h. 10. On immerge l'animal; après quelques minutes, respiration et cœur extrêmement rapides. 5 h. 20. T. rectale,29°,5; dans
l'urine albumine non rétractile ne formant qu'un léger louche
uniforme. 6 h. 15. T. rectale 25°. On le sort de l'eau, un peu plus
d'albumine, toujours avec les mêmes caractères. L'animal
tombe sur le flanc, on le réchauffe.
7 h. 30. T. rectale 29°. Encore un peu d'albumine non
rétractile.
Il meurt dans la nuit, on ne trouve plus rien dans l'urine.

Expérience XLVI.

Immersion dans l'eau froide. — Albumine rétractile.

Lapin moyen. Rien dans l'urine. 5 h. 40. T. rectale 38°,2.
6 h.30. Immergé tout entier sauf la tête dans de l'eau à 12°,5.7 h.
On le sort; immobile, ventre ballonné, respiration anxieuse;
très rapide. T. rectale 22°; couché sur le flanc.
Dans l'urine, albumine très abondante, à flocons, en grand
nombre. Pas de sucre ni de sang.
On le trouve mort le lendemain; dans la vessie, urine à albumine encore abondante, mais bien moins que la veille; ni sucre,
ni globules sanguins.

Expérience XLVII.

Immersion dans l'eau froide. — Albuminurie puis hématurie.

Lapin taille moyenne; sa température rectale est de 39°,4. Rien
dans l'urine.

4 h. On l'immerge pendant un quart d'heure dans de l'eau maintenue à 10°. 4 h. 45, on le sort de l'eau, T. 24°8; l'animal est immobile, on le réchauffe. 4 h. 30, T. 25°,5, urine très claire, albumine extrêmement fine rétractile. 5 h., T. 25°. 6 h., urine sanglante, toujours pas de sucre. 6 h. 10, T. 28°,2.

Le lendemain, T. normale, 38°,6, encore un peu de sang dans l'urine, le surlendemain, entièrement rétabli, plus rien dans l'urine. T. 39°,1.

EXPÉRIENCE XLVIII.

Asphyxie en vase clos. — Albuminurie rétractile.

3 *février*. Gros lapin vigoureux; rien dans l'urine. 3 h. 17. On le place sous un cristallisoir de trois litres de capacité, dont on lute les bords. 3 h. 27. Respiration 60; malaise.—A 4 h. 20 il commence à s'agiter. R. 100. — A 4 h. 30, il tombe sur le flanc, le cœur et la respiration sont arrêtés. On fait la respiration artificielle, il est rapidement ranimé ; l'urine examinée immédiatement renferme en abondance de l'albumine rétractile en flocons moyens, quelques globules muqueux, pas de sang. A 6 heures, on ne trouve plus dans l'urine que des flocons extrêmement fins, à peine visibles, nageant dans un liquide louche.

4 *février*, midi. L'animal va bien. Son urine ne renferme plus trace d'albumine.

EXPÉRIENCE XLIX.

Asphyxie par le vide. — Albuminurie non rétractile, disparaissant assez vite.

Lapin moyen. Rien dans l'urine. On le place sous une assez grande cloche de verre, dont on lute les bords, à 7 h. 30, et qu'on met en communication avec la pompe à mercure d'Alvergniat. 7 h. 35, on commence à pomper. 7 h. 45, agitation, déjà quatre coups de pompe ; l'air commence à se raréfier. 7 h. 48,

mouvements de mastication, 80 respirations par minute.
Sixième coup de pompe. 7 h. 52, le vide est complet. 7 h. 54,
somnolence, 84 respirations. 8 h. 5, l'animal ne se tient presque
plus sur ses pattes, il chancelle. On commence alors à lui rendre lentement de l'air. L'uriné examinée à 8 heures un quart
montre de l'*albumine non rétractile* abondante, l'animal reste
absolument immobile, affaissé. 10 heures, louche encore marqué d'albumine non rétractile, l'animal semble remis. Le lendemain, 8 heures soir, il est tout à fait remis et n'a plus rien dans
l'urine.

TABLE DES MATIÈRES

PUBLICATIONS

DU

PROGRÈS MÉDICAL

6, rue des Écoles, 6.

LE PROGRÈS MÉDICAL

JOURNAL DE MÉDECINE, DE CHIRURGIE ET DE PHARMACIE.
Rédacteur en chef : **BOURNEVILLE.**

Paraissant le samedi par cahier de 24 ou 32 p. in-4° compacte sur 2 colonnes.
Un an, 20 fr. — 6 mois, 10 fr.

Pour les étudiants en médecine, un an, 12 fr.

Les Bureaux du **Progrès médical** *sont ouverts de midi à cinq heures.*

de la rédaction : CH. FÉRÉ. — Chaque fascicule se compose de huit à neuf feuilles in-8° carré, et de plusieurs planches chromo-lithographiées. — Abonnement pour un an : PARIS : 20 fr. — FRANCE et ALGÉRIE : 22 fr. — UNION POSTALE : 23 fr. — OUTRE-MER (en dehors de l'union postale) : 25 fr. — Les numéros séparés : 4 fr. 50. — Les abonnements sont reçus aux Bureaux du *Progrès Médical*, 6, rue des Ecoles, à Paris, et dans tous les Bureaux de poste de France, de Belgique, de Suisse, de Hollande et d'Algérie, sans autres frais que le prix de l'abonnement indiqué ci-dessus. Pour les autres pays, prière d'envoyer un mandat-poste avec l'ordre d'abonnement.

AVEZOU (J.-C.) De quelques phénomènes consécutifs aux contusions des troncs nerveux du bras et à des lésions diverses des branches nerveuses digitales. Etude clinique avec quelques considérations sur la distribution anatomique des nerfs collatéraux des doigts. Un vol. in-8 de 144 pages. — Prix : 3 fr. 50. — Pour nos abonnés. 2 fr. 50.

BALLET (G.). Contribution à l'étude des réflexes tendineux. Note sur l'état de la réflectivité spinale dans la fièvre typhoïde. Brochure in-8° de 16 pages. — Prix : 75 c. — Pour nos abonnés . . . . 50 c.

BALLET (G.). — Recherches anatomiques et cliniques sur le faisceau sensitif et les troubles de la sensibilité dans les lésions du cerveau. Vol. in-8° de 197 pages, avec 10 figures dans le texte. Paris 1881. Prix : 3 fr. 50. — Pour nos abonnés . . . . 2 fr. 50

BALZER (F.) Contribution à l'étude de la Broncho-Pneumonie. Vol. de 84 pages, orné d'une planche en chromo-lithographie. — Prix : 2 fr. 50. — Pour nos abonnés . . . . 1 fr. 75.

BARATOUX. *Voir* MIOT.

BÉHIER. De la pellagre sporadique. Leçons faites à l'Hôtel-Dieu les 14 et 18 juillet 1873, recueillies par MM. Liouville et Straus. Brochure in-8 de 24 pages. — Prix : 75 c. — Pour nos abonnés . . . . 50 c.

BÉHIER. Étude de quelques points de l'urémie. (Clinique, théories, expériences.) Leçons faites à l'Hôtel-Dieu les 12 et 14 mars 1873, recueillies par MM. Liouville et Straus. Brochure in-8° de 25 pages. — Prix : 75 c. — Pour nos abonnés . . . . 50 c.

BESSON (I.). Dystocie spéciale dans les accouchements multiples. Volume in-8° de 92 pages. — Prix : 2 fr. — Pour nos abonnés. 1 fr. 25.

BÉTOUS. Étude sur le tabes dorsal spasmodique. Brochure in-8° de 46 pages. — Prix : 1 fr. 50. — Pour nos abonnés . . . . 1 fr.

BEURMANN (DE). *Voir* VIDAL.

BITOT. Essai de stasimétrie ou de mesure de la consistance des corps organiques mous. (Etude de la consistance du corps vitré.) Brochure in-8° de 21 pages, avec 8 figures dans le texte. — Prix : 75 c. — Pour nos abonnés . . . . 50 c.

BITOT. Essai de topographie cérébrale par la cérébrotomie méthodique. Conservation des pièces normales et pathologiques par un procédé particulier. Un volume in-4 de 40 pages de texte avec 7 figures intercalées et 17 planches en photographie représentant des coupes cérébrales, 1878. — Prix : 12 fr. — Pour nos abonnés . . . . 9 fr.

BITOT. La capsule interne et la couronne rayonnante d'après la cérébrotomie méthodique. Un volume in-8° de 48 pages avec 14 planches hors texte. — Prix 5 fr. — Pour nos abonnés . . . . 3 fr. 50.

BITOT (P.). Contribution à l'étude du mécanisme et du traitement de l'hémorrhagie liée à l'insertion vicieuse du placenta. Volume in-8 de 184 pages. — Prix : 3 fr. 50. — Pour nos abonnés . . . . . 2 fr. 50

BLAISE (G.) De la cachexie pachydermique (myxœdème des auteurs anglais). Brochure in-8° de 40 pages. — Prix : 1 fr. 25. — Pour nos abonnés 90 c.

BLANCHARD (R). De l'anesthésie par le protoxyde d'azote, par la méthode du professeur P. BERT. — Un volume de 101 pages avec 3 figures. — Prix : 3 fr. — Pour nos abonnés. 2 fr.

BLOCQ (P.). Note sur un cas de rétrécissement des deux orifices auriculo-ventriculaires. Brochure in-8° de 7 pages. — Prix : 50 c. — Pour nos abonnés. . . . . 35 c.

BLONDEAU (A.) Etude clinique sur le pouls lent permanent avec attaques syncopales et épileptiformes. — Un vol. in-8 de 72 pages.— Prix : 2 fr. — Pour nos abonnés . . . . 1 fr. 35

BLONDEAU. *Voir* BOURNEVILLE.

BOE (J. B. F.). Essai sur l'aphasie consécutive aux maladies du cœur. Un vol. in-8 de 164 pages.— Prix : 3 fr. — Pour nos abonnés . . 2 fr.

BONNEFOY. *Voir* ONIMUS,

BONTEMPS. De la mort subite chez les jeunes enfants. Un vol. in-8 de 83 p. — Prix : 3 fr. — Pour nos abonnés . . . . 2 fr.

BOUCHARD. *Voir* CHARCOT.

BOUDET de PARIS (M.). Des actes musculaires dans la marche de l'homme. Brochure in-8 de 12 pages — Prix : 0 fr. 60. — Pour nos abonnés . . . . 40 cent.

BOUDET de PARIS (M.). Note sur deux cas d'occlusion intestinale traités et guéris par l'électricité. Brochure in-8 de 16 pages. — Prix : 0 fr. 60. — Pour nos abonnés . . . . 40 cent.

BOUDET de PARIS (M.). Traitement de la douleur par les vibrations mécaniques. Brochure in-8° de 7 pages. — Prix : 50 cent. — Pour nos abonnés. . . . . 35 c.

BOUDET DE PARIS. *Voir* DEBOVE, HAYEM.

BOURNEVILLE. Études cliniques et thermométriques sur les maladies du système nerveux. Premier fascicule : Hémorrhagie et ramollissement du cerveau. Paris, 1872. In-8 de 168 pages avec 22 fig. — Prix : 3 fr. 50. Pour nos abonnés, 2 fr. 50. —Deuxième fascicule : Urémie et éclampsie puerpérale ; épilepsie et hystérie. Paris, 1873. In-8 de 160 p, avec 14 fig. — Prix : 3 fr. 50. — Pour nos abonnés. . . . . 2 fr. 50.

BOURNEVILLE et BLONDEAU. Des services d'accouchements dans les hôpitaux de Paris. Brochure in-8° de 49 pages. Paris, 1881.— Prix 1 fr. — Pour nos abonnés . . . . 75 c.

BOURNEVILLE. Le choléra à l'hôpital Cochin. (Étude clinique). Paris, 1865. Brochure de 48 pages, — Prix : 1 fr.— Pour nos abonnés. . 70 c.

BOURNEVILLE. Mémoire sur la condition de la bouche chez les idiots, suivi d'une étude sur la médecine légale des aliénés. Paris, 1863. Gr. in-8 de 28 p. à deux colonnes.— Prix : 1 fr.— Pour nos abonnés, 70 c.

BOURNEVILLE. Notes et observations cliniques et thermométriques sur la fièvre typhoïde. Vol. in-8 compacte de 80 pages, avec 10 tracés en chromo-lithographie.— Prix : 3 fr. — Pour nos abonnés. . . . 2 fr.

BOURNEVILLE. Recherches cliniques et thérapeutiques sur l'épilepsie et l'hystérie. Vol. in-8 de 200 pages avec 5 fig. dans le texte et 3 planches.— Prix : 4 fr. —Pour nos abonnés. . . . . 2 fr. 75.

BOURNEVILLE. Science et miracle : Louise Lateau ou la Stigmatisée belge. Vol. in-8 de 88 pages avec 2 fig. dans le texte et une eau forte dessinées par P. Richer. — 2° édition, revue, corrigée et augmentée. — Prix : 2 fr. 50. — Pour nos abonnés. . . . . 1 fr. 50.

BOURNEVILLE. Écoles municipales des infirmières laïques ; laïcisation de l'Assistance publique. (Discours prononcés en 1880, 1881, 1882). Trois brochures in-8°. — Prix de chacune de ces brochures : 50 c.— Pour nos abonnés . . . . 30 c.

BOURNEVILLE. Laïcisation de l'assistance publique. Conférence faite à l'Association philotechnique le 26 décembre 1880. Brochure in-8° de 23 pages. — Prix 75 cent. — Pour nos abonnés. . . . . 50 c.

BOURNEVILLE. Mémoire sur l'inégalité de poids entre les hémisphères cérébraux des épileptiques. Brochure grand in-8° de 8 pages.— Prix : 50 c. — Pour nos abonnés. . . . . 35 c.

BOURNEVILLE et L. GUÉRARD. De la sclérose en plaques disséminées. Vol. gr. in-8 de 240 pages avec 10 fig. et 1 planche. — Prix : 4 fr. 50. — Pour nos abonnés . . . . 3 fr.

BOURNEVILLE et d'OLIER. Recherches cliniques et thérapeutiques sur l'épilepsie, l'hystérie et l'idiotie. Compte-rendu du service des épileptiques et des enfants idiots et arriérés, de Bicêtre, pendant l'année 1880. Brochure in-8° de 74 pages.—Prix : 3 fr.— Pour nos abonnés 2 fr.

BOURNEVILLE et REGNARD. Iconographie photographique de la Salpêtrière. Cet ouvrage paraît par livraisons de 8 à 16 pages de texte et 4 photo-lithographies. Douze livraisons forment un volume. Les *trois premiers volumes* sont en vente. — Prix de la livraison : 3 fr. — Prix du volume : 30 fr. — Pour les abonnés du *Progrès médical*, prix du volume, 20 fr. — 3° volume complet : 1re livraison, nouvelle observation d'hystéro-épilepsie ; — 2° livraison, variétés des attaques hystériques ; — 3° et 4° livraisons, des régions hystérogènes ;—5°, 6° et 7° livraisons, du sommeil des hystériques ; — 7°-12° livraisons, des attaques de sommeil: hypnotisme, somnambulisme, catalepsie, sabbat, etc. — Nous avons fait relier quelques exemplaires dont le texte et les planches sont montés sur onglets ; demi-reliure, tranche rouge, non rognés.— Prix de la reliure. 5 fr.

BOURNEVILLE et TEINTURIER. G. V. Townley ou du diagnostic de la folie au point de vue légal. Paris, 1865. Brochure in-8 de 16 pages.— Prix : 0 fr. 50. — Pour nos abonnés. . . . . 35 ecnt.

BOURNEVILLE et TEINTURIER. Le sabbat des sorciers. — 1er volume de la *Bibliothèque diabolique*. Brochure in-8° de 40 pages, avec 25 figures dans le texte et une grande planche hors texte. Il a été fait de cet ouvrage un tirage de 500 exemplaires numérotés à la presse ; 300 exemplaires sur papier blanc, vélin. N°° 1 à 300. — Prix : 3 fr. — Pour nos abonnés 2 fr. 50. (Tirage dont il ne nous reste que quelques exemplaires); 150 exemplaires sur parchemin, N°° 301 à 450. — Prix : 4 fr. — Pour nos abonnés, 3 fr. — 50 exemplaires sur japon, N°° 451 à 500. — Prix : 6 fr. — Pour nos abonnés, 5 fr. — Nous avons fait cartonner quelques exemplaires sur papier vélin ; dos toile, plats marbrés, tranches non rognées. Prix du cartonnage . . . . 1 fr.

BOURNEVILLE. *Voir* CHARCOT.

BOYER (H. Cl. de). Note sur un cas de méningite cérébro-spinale aiguë d'origine rhumatismale. Brochure in-8° de 20 pages — Prix : 75 cent. — Pour nos abonnés. . . . . 50 c.

BOYER (H. Cl. DE). De la thermométrie céphalique. Brochure in-8° de 28 pages. — Prix, 60 cent. — Pour nos abonnés. . . . . . . 40 cent.

BOYER (H. Cl. DE). Études topographiques sur les lésions corticales des hémisphères cérébraux. Volume in-8 de 290 pages, avec 104 figures intercalées dans le texte et une planche. Paris, 1879. — Prix : 6 fr. — Pour nos abonnés. . . . . 4 fr.

BRICON (P.). Du traitement de l'épilepsie. (Hydrothérapie. — Arsénicaux. — Magnétisme minéral.— Sels de pilocarpine). Vol. in-8° de 262 p., avec 15 fig. dans le texte. Paris, 1882. — Prix : 5 fr. — Pour nos abonnés. . . . . 3 fr. 50

BRISSAUD (E.). Faits pour servir à l'histoire des dégénérations secondaires dans le pédoncule cérébral. Brochure in-8 de 20 pages avec 8 figures. — Prix : 75 cent. — Pour nos abonnés. . . . . 50 cent.

BRISSAUD (E.). Recherches anatomo-pathologiques et physiologiques sur la contracture permanente des hémiplégiques. Un vol. in-8 de 210 pages avec 42 figures dans le texte. — Prix : 5 fr. — Pour nos abonnés. . . . . 4 fr.

BRISSAUD. *Voir* CHARCOT et FOURNIER.

BRISSAUD (E.) ET MONOD (E.) Contribution à l'étude des tumeurs congénitales de la région sacro-coccygienne. Paris, 1877, Vol in-8 de 16 pages.— Prix : 50 cent. — Pour nos abonnés. . . . . . . 35 cent.

BRODIE (B). Leçons sur les affections nerveuses locales, traduites de l'anglais par le D' Douglas-Aigre.—Volume in-8 de 62 pages.—Prix : 1 fr. 50 ; Pour nos abonnés . . . . 1 fr.

BUDIN (P.). De la tête du fœtus au point de vue de l'obstétrique. Recherches cliniques et expérimentales. Gr. in-8 de 112 pages, avec de nombreux tableaux. 10 figures intercalées dans le texte, 36 planches noires et une planche en chromo-lithographie. — Prix : 10 fr. — Pour nos abonnés. . . . . 6 fr.

BUDIN (P.). Recherches sur l'Hymen et sur l'orifice vaginal. Volume in-8 de 40 pages avec 24 figures.—Prix : 1 fr. 50.—Pour nos abonnés, 1 fr.

BUDIN (P.). De certains cas dans lesquels la docimasie pulmonaire hydrostatique est impuissante à donner la preuve de la respiration. Brochure in-12 de 16 pages.—Prix : 40 c.—Pour nos abonnés 30 c.

BUDIN (P.). Obstétrique. (Recherches cliniques). — **Le palper abdominal. — La présentation du siège. — Le releveur de l'anus chez la femme.** Un vol. in-8° de 48 pages, avec fig. dans le texte. — Prix : 1 fr. 50. — Pour nos abonnés. . . . . 1 fr.

BUDIN (P.). Recherches physiologiques et cliniques sur les accouchements. Une brochure in-8° de 36 pages. — Prix : 1 fr. 25. — Pour nos abonnés. . . . . 90 c.

CARTAZ (A.). Notes et observations sur le tétanos traumatique. Brochure in-8. —Prix : 50 cent. — Pour nos abonnés . . . . . 35 cent.

CHARCOT (J.-M.). Leçons sur les maladies du système nerveux, faites à la Salpêtrière, recueillies et publiées par BOURNEVILLE. Tome I : Troubles trophiques ; — Paralysie agitante ; — Sclérose en plaques ; — Hystéro-épilepsie. Paris, 1880. 4e édition. Vol. in-8 de 428 pages avec 25 figures et 10 planches en chromo-lithographie. — Prix : 13 fr. — Pour nos abonnés . . . . 10 fr.

CHARCOT (J.-M.). Leçons sur les maladies du système nerveux, faites à la Salpêtrière, recueillies et publiées par BOURNEVILLE. Tome II : *De anomalies de l'ataxie locomotrice ; — De la compression lente de la moell épinière* (mal de Pott, cancer vertébral, etc.); — *Des amyotrophies* (paralysie infantile, paralysie spinale de l'adulte, atrophie musculaire protopathique, sclérose des cordons latéraux, etc.); — *Tabès dorsal spasmodique; — Hémichorée post-hémiplégique; — Paraplégies urinaires; — Vertige de Ménière; — Epilepsie partielle d'origine syphilitique; — Athétose; — Appendice, etc.* Paris, 1880. 3e édit. Vol. in-8° de 496 pages avec 33 figures dans le texte et 10 planches en chromo-lithographie.— Prix : 14 fr.— Pour nos abonnés. . . . . 10 fr.

CHARCOT (J.-M.). Leçons sur les localisations dans les maladies de

la moelle épinière, recueillies et publiées par E. Brissaud. Vol. in-8 de 260 pages avec 45 figures dans le texte.— Prix : 6 fr.— Pour nos abonnés. . . . . 4 fr.

CHARCOT (J.-M.). Leçons sur les localisations dans les maladies du cerveau et de la moelle épinière, recueillies et publiées par Bourneville et E. Brissaud. In-8 de 428 pages avec 87 figures dans le texte. — Prix : 11 fr. — Pour nos abonnés. . . . . 8 fr.

CHARCOT (J.-M.). Leçons sur les maladies du foie, des voies biliaires et des reins, faites à la Faculté de médecine de Paris, recueillies et publiées par Bourneville, Sevestre et Brissaud. Deuxième édition augmentée des Leçons sur les conditions pathogéniques de l'albuminurie. Un volume in-8 de 442 pages, orné de 37 figures et de 7 planches chromo-lithographiques.— Prix : 12 fr. — Pour nos abonnés. . . . . 8 fr.

CHARCOT (J.-M.). La médecine empirique et la médecine scientifique. Parallèle entre les anciens et les modernes.—Leçon d'ouverture d'un cours de pathologie interne professé à l'Ecole pratique de médecine pendant le semestre d'été 1867. Brochure in-8 de 24 pages. — Prix : 50 c. — Pour nos abonnés. . . . . 35 c.

CHARCOT (J.-M.). Note sur l'état anatomique des muscles et de la moelle épinière dans un cas de paralysie pseudo-hypertrophique. Brochure in-8 de 13 pages. — Prix : 50 c. — Pour nos abonnés. . 35 c.

CHARCOT (J.-M.). Leçons sur les conditions pathogéniques de l'albuminurie, recueillies par E. Brissaud. Un volume in-8° de 51 pages. Paris, 1881. — Prix : 3 fr. — Pour nos abonnés . . . . 2 fr.

CHARCOT (J.-M.). Leçons cliniques sur les maladies des vieillards et les maladies chroniques. Un fort volume in-8 de 310 pages avec figures dans le texte et 3 planches en chromo-lithographie.—Prix : cartonné à l'anglaise : 8 fr. — Pour nos abonnés. . . . . 7 fr.

CHARCOT (J.-M.) et BOUCHARD (Ch.). Sur les variations de la température centrale qui s'observent dans certaines affections convulsives et sur la distinction qui doit être établie à ce point de vue entre les convulsions toniques et les convulsions cloniques. Brochure in-8. — Prix : 60 cent. — Pour nos abonnés. . . . . 40 cent.

CHARCOT (J.-M.) et GOMBAULT. Note sur un cas de lésions disséminées des centres nerveux observées chez une femme syphilitique. Brochure in-8 avec planches chromo-lithog. — Prix : 1 fr. — Pour nos abonnés. . . . . 70 c.

CHARCOT (J.-M.) et GOMBAULT. Contribution à l'étude anatomique des différentes formes de la cirrhose du foie. Brochure in-8 de 37 pages, avec 2 pl. en chromo-lithographie. — Prix : 2 fr. — Pour nos abonnés . . . . 1 fr. 50

CHARCOT (J.-M.) et PITRES (A.). Nouvelle contribution à l'étude des localisations motrices dans l'écorce des hémisphères du cerveau. Brochure in-8° de 56 pages avec figures dans le texte. — Prix : 2 fr. — Pour nos abonnés. . . . . 1 fr. 35.

CHARPENTIER. *Voir* Landolt.

CHOUPPE (H.). Recherches thérapeutiques et physiologiques sur l'ipéca. Paris, 1873. Brochure in-8 de 40 pages. — Prix 1 fr. — Pour nos abonnés. . . . . 70 cent.

COHNHEIM (J.) La tuberculose considérée au point de vue de la doctrine de l'infection. Traduit de l'allemand par R. de Musgrave Clay, sur une deuxième édition considérablement modifiée. Brochure in-8 de 38 p. Paris, 1882. — Prix : 1 fr. 25. — Pour nos abonnés . . 90 c.

COMBY (J.). De l'empyème pulsatile. Brochure in-8 de 51 pages, Paris, 1882. — Prix : 2 fr. — Pour nos abonnés . . . . 1 fr. 35

CORNILLON (J.). Des accidents des plaies pendant la grossesse et l'état puerpéral. Brochure in-8° de 70 pages. — Prix : 2 fr. — Pour nos abonnés. . . . . 1 fr. 35

CORNILLON (J.). Action physiologique des alcalins dans la glycosurie. — Prix : 60 cent. — Pour nos abonnés. . . . . 40 cent.

CORNILLON (J.). De la contracture uréthrale dans les rétrécissements périnéens. Brochure in-8 de 60 pages. — Prix : 1 fr. 50. — Pour nos abonnés . . . . 1 fr. 70.

CORNILLON (J.). La folie des grandeurs. In-8 de 60 pages. 2 fr. 50. — Pour nos abonnés. . . . . 1 fr. 70.

CORNILLON (J.). Rapports du diabète avec l'arthritis et de la dyspepsie avec les maladies constitutionnelles. Un vol. in-8 de 48 pages Paris, 1878. — Prix : 1 fr. 50. — Pour nos abonnés. . . . . 1 fr.

COTARD Du délire des négations. Brochure in-8° de 28 pages. — Prix : 75 c. — Pour nos abonnés. . . . . 50 c.

COTTIN. *Voir* DUPLAY.

COULBAULT (G.). Des lésions de la corne d'Ammon dans l'épilepsie. Brochure in-8° de 65 pages. Paris, 1881. — Prix : 2 fr. — Pour nos abonnés . . . . 1 fr. 35

CUFFER. Des causes qui peuvent modifier les bruits de souffle intra et extra-cardiaques, et en particulier de leurs modifications sous l'influence des changements de la position des malades. Valeur séméiologique de ces modifications. — Prix : 1 fr. 50. — Pour nos abonnés. . . . . 1 fr

DAGONET (H.). Inauguration des cours de l'École professionnelle d'infirmiers et d'infirmières sous la présidence de M. Floquet. Leçon d'ouverture faite à l'asile Sainte-Anne le 9 février 1882. Brochure in-8° de 15 pages. — Prix : 50 c. — Pour nos abonnés. . . . . . 35 c.

DAGONET (H.). Des réformes à introduire dans la loi de juin 1838 et les asiles d'aliénés. Brochure in-8° de 32 pages, Paris, 1882. — Prix : 1 fr. — Pour nos abonnés. 70 c.

DAGONET. Une enquête à l'asile Sainte-Anne. Brochure in-8° de 16 pages. Paris, 1884. — Prix : 50 c. — Pour nos abonnés. . . . 35 c.

DANILLO. Recherches cliniques sur la fréquence des maladies sexuelles chez les aliénées ; brochure in-8 de 20 pages. — Prix, 75 c. — Pour nos abonnés. . . . . 50 c.

DAREMBERG (G.). Les méthodes de la chimie médicale. In-8 de 19 pages. — Prix : 60 cent. — Pour nos abonnés. . . . . 40 cent.

DEBOVE (M.) Notes sur la méningite spinale tuberculeuse, sur l'hémiplégie saturnine et l'hémianesthésie d'origine alcoolique. Une brochure in-8° de 24 pages avec deux figures. — Prix 75 cent. — Pour nos abonnés. . . . . 50 cent.

DEBOVE (M.) Notes sur l'emploi des aimants dans les hémianesthésies liées à une affection cérébrale ou à l'hystérie. Brochure in-8. — Prix : 50 cent. — Pour nos abonnés. . . . . 25 cent.

DEBOVE (M.). Contribution à l'étude des arthropathies tabétiques. Brochure in-8° de 16 pages. Paris, 1881. — Prix : 75 c. — Pour nos abonnés . . . . 50 c.

DEBOVE (M.) et BOUDET de PARIS. Recherches sur la pathogénie des

tremblements. Brochure in-8° de 24 pages. Paris, 1881. — Prix : 1 fr.
— Pour nos abonnés . . . . 70 c.

DEBOVE et BOUDET DE PARIS. **Recherches sur l'incoordination motrice chez les ataxiques.** Brochure in-8° de 16 pages.— Prix : 60 c.—
Pour nos abonnés. . . . . 40 cent.

DEBOVE. *Voir* LIOUVILLE.

DEHENNE (A.). **Note sur une cause peu connue de l'érysipèle.** Paris.
1874. Brochure in-8.— Prix : 0 fr. 50. — Pour nos abonnés. . 35 cént.

DÉJERINE (J). **Recherches sur les lésions du système nerveux dans la paralysie ascendante aiguë.** Un volume in-8 de 66 pages. — Paris
1879.— Prix : 2 fr. — Pour nos abonnés. . . . . 1 fr. 50.

DELASIAUVE. **De la clinique à domicile et de l'enseignement qui s'y rattache, dans ses rapports avec l'Assistance publique.** Paris,
1877, Brochure in-8 de 16 p.— Prix : 50 c.—Pour nos abonnés 35 cent.

DELASIAUVE. **Du double caractère des phénomènes psychiques.**
Prix : 50 cent. — Pour nos abonnés . . . . 35 cent.

DELASIAUVE. **Classification des maladies mentales ayant pour double base la psychologie et la clinique.** Paris, 1877. In-8 de 24 pages. —
Prix, pour nos abonnés. . . . . 50 cent.

DELASIAUVE. **Traité de l'épilepsie.** Un gros volume in-8 de 560 pages.
— Prix : 3 fr. 50. — Pour nos abonnés. . . . . 2 fr. 50.

DELASIAUVE (J.). **Journal de médecine mentale,** résumant au point
de vue médico-psychologique, hygiénique, thérapeutique et légal, toutes
les questions relatives à la folie, aux névroses convulsives et aux défec-
tuosités intellectuelles et morales, à l'usage des médecins praticiens, des
étudiants en médecine, des jurisconsultes, des administrateurs et des
personnes qui se consacrent à l'enseignement. Dix volumes (1860-1870).
— Prix : 50 fr. — Pour nos abonnés. . . . . 40 fr.

DELASIAUVE. **Classification des folies.** Discussion à propos d'une pré-
tendue monomanie religieuse. Brochure in-8° de 31 pages. Paris, 1882. —
Prix : 1 fr. 25. — Pour nos abonnés. . . . . 90 c.

DELASIAUVE. **Distribution des prix à l'École des enfants idiots et épileptiques de la Salpêtrière.** (Discours). Brochure in-8° de 7 pages.
— Prix : 30 c. — Pour nos abonnés . . . . 20 c.

DRANSART (H.-N). **Contribution à l'anatomie et à la physiologie pathologiques des tumeurs urineuses et des abcès urineux.** Brochure in-8 de 32 pages avec 1 figure.— Prix : 70 cent.— Pour nos abon-
nés. . . . . 40 cent.

DU BASTY. **De la piqûre des hyménoptères porte-aiguillon.** Gr. in-8
de 48 pages.— Prix 1 fr. 25. — Pour nos abonnés . . . . . . 85 cent.

DUBRISAY (J.). **De la réorganisation des services d'accouchements dans les hôpitaux et chez les sages-femmes agréées.** Brochure in-8°
de 28 pages. — Prix : 75 c. — Pour nos abonnés. . . . . . . 50 c.

DUGUET et VEIL. **Lymphadénome de la rate** étendu au diaphragme, à la
plèvre, aux poumons et aux ganglions lymphatiques, sans leucémie. Pleurésie cloisonnée. Cachexie. Brochure in-8° de 16 pages. — Prix, 60 cent.—
Pour nos abonnés. . . . . 40 cent.

DUPLAY (S.). **Conférences de clinique chirurgicale,** faites aux hôpi-
taux de Saint-Louis et Saint-Antoine, recueillies et publiées par Duret et
Marot, internes des hôpitaux. — In-8 de 180 pages. Prix : 3 fr. 50. —
Pour nos abonnés. . . . . 2 fr. 50

DUPLAY (S.) **Conférences de clinique chirurgicale,** faites à l'hôpital

Saint-Louis, recueillies et publiées par E. Golay et Cottin. In-8 de 150 pages. — Prix : 3 fr. — Pour nos abonnés . . . . 2 fr.

DUPLAY (P.) et DURET (H.). Leçons sur les périarthrites coxo-fémorales. Maladies des bourses séreuses péri-trochantériennes et du grand trochanter simulant la coxalgie. Brochure in-8° de 18 pages. — Prix : 60 c. — Pour nos abonnés. . . . . 40 c.

DUPUY (L.-F.). Des injections sous-cutanées d'éther sulfurique. De leur application au traitement du choléra dans la période algide. Brochure in-8° de 50 pages. — Prix : 1 fr. 50. — Pour nos abonnés 1 fr.

DUPUY (L.-E.). Etude sur quelques lésions du mésentère dans les hernies. Broch. in-8 de 16 p.— Prix : 50 cent. — Pour nos abonnés 35 c.

DURAND-FARDEL (M.) Considérations sur le caractère nosologique qu'il convient d'attribuer au rhumatisme articulaire aigu ou fièvre arthritique. Brochure in-8 de 20 pages. — Prix : 0 fr. 75. — Pour nos abonnés . . . . 50 c.

DURET (H.). Des contre-indications à l'anesthésie chirurgicale. Un vol. in-8 de 280 pages.— Prix : 5 fr.— Pour nos abonnés. . . . 4 fr.

DURET (H.) Études expérimentales et cliniques sur les traumatismes cérébraux. Un volume in-8° de 330 pages, orné de 18 planches doubles en chromo-lithographie et lithographie, et de 39 figures sur bois intercalées dans le texte. Paris, 1878. Prix : 15 fr. — Pour nos abonnés, 10 fr.

DURET (H.). Étude générale de la localisation dans les centres nerveux, suivie d'une Etude critique sur les recherches de physiologie des localisations en Allemagne. Vol. in-8° de 236 pages.— Prix : 3 fr. — Pour nos abonnés. . . . . 2 fr.

DURET (H). Sur la Synovite fibrineuse et ses rapports avec la tumeur blanche. Brochure in-8 avec deux planches.— Prix : 1 fr.— Pour nos abonnés. . . . . 75 cent.

DURET (H.). *Voir* DUPLAY. FERRIER.

DUVAL (Mathias). La corne d'Ammon. (Morphologie et embryologie.) Brochure in-8° de 51 pages, avec 4 planches. Paris, 1882.— Prix : 2 fr. 50. — Pour nos abonnés.. . . . . 1 fr. 70

ERLITZKY (A.). De la structure du tronc du nerf auditif. Brochure in-8° de 20 pages avec une planche en chromo-lithographie. Paris, 1881. — Prix : 1 fr. 50. — Pour nos abonnés . . . . 1 fr.

FÉRÉ (Ch.). Du cancer de la vessie. Un volume in-8° de 144 pages. — Prix : 3 fr. — Pour nos abonnés . . . . 2 fr.

FÉRÉ (Ch.) Contribution à l'étude des troubles fonctionnels de la vision par lésions cérébrales. (Amblyopie croisée et Hémianopsie). Un vol. in-8° de 241 pages. Paris, 1882.— Prix 3 fr. 50. — Pour nos abonnés . . . . 2 fr. 50.

FÉRÉ (Ch.). Notes pour servir à l'histoire de l'hystéro-épilepsie (De l'amblyopie croisée et de l'hémianopsie d'origine cérébrale). Brochure in-8° de 54 pages avec fig. dans le texte. Paris, 1882. — Prix : 2 fr. — Pour nos abonnés. . . . . 1 fr. 35

FÉRE (Ch.). Etude expérimentale et clinique sur quelques fractures du bassin. Brochure in-8 de 36 pages. — Prix : 1 fr. 25 — Pour nos abonnés . . . . 1 fr.

FÉRÉ (Ch.) Fractures par torsion de la partie inférieure du corps du fémur. Brochure in-8° de 8 pages avec 2 figures.— Prix : 30 cent. — Pour nos abonnés. . . . . 20 cent.

FÉRÉ. (Ch.). **Note pour servir à l'histoire des luxations et des fractures du sternum.** Brochure in-8. de 16 pages. — Prix : 0 fr. 60. — Pour nos abonnés. . . . . 40 cent.

FÉRÉ (Ch.) et QUERMONNE (L.). **Contribution à l'histoire des phénomènes simulés ou provoqués chez les hystériques.** (Craquements articulaires et synoviaux). Brochure in-8° de 7 pages. Paris, 1882. — Prix : 40 c. — Pour nos abonnés . . . . 30 c.

FÉRÉ. *Voir* GUYON.

FERRIER. **Recherches expérimentales sur la physiologie et la pathologie cérébrales.** Traduction avec l'autorisation de l'auteur, par H. Duret. In-8 de 74 p. avec 11 fig. dans le texte. — Prix : 2 fr. — Pour nos abonnés. . . . . 1 fr. 35.

FOURNIER. (A.) **De la pseudo-paralysie générale d'origine syphilitique.** Leçons recueillies par E. Brissaud. Paris, 1878. In-8 de 24 pages. — Prix : 1 fr. — Pour nos abonnés . . . . 65 cent.

GIRALDÈS (J.-A.) **Recherches sur les kystes muqueux du sinus maxillaire.** Prix : 1 fr. 50. — Pour nos abonnés. . . . . 1 fr.

GIRALDÈS (J.-A.) **Etudes anatomiques ou recherches sur l'organisation de l'œil considéré chez l'homme et chez quelques animaux.** Paris, 1866. In-4 de 83 pages avec 7 planches. — Prix : 3 fr. 50. — Pour nos abonnés . . . . 2 fr. 50

GIRALDÈS (J.-A.) **Des luxations de la mâchoire.** In-4 de 50 pages avec 2 planches. — Prix : 2 fr. — Pour nos abonnés. . . . . 1 fr. 35

GIRALDÈS (J.-A.) **De l'anatomie appliquée aux beaux-arts.** Cours professé à l'Athénée des Beaux-Arts. Compte rendu par Mlle Lina Jaunez, Paris 1856. In-8 de 8 pages. — Prix : . . . . 50 cent.

GIRALDÈS (J.-A.) **Plan général d'un cours d'anatomie appliqué au** beaux-arts. Paris 1857. In-8 de 8 pages. — Prix : . . . . 50 cent.

GIRALDÈS (J.-A.) **Recherches anatomiques sur le corps innominé.** Paris 1861. In-8 de 12 pages avec 5 planches. — Prix : 1 fr. 50. — Pour nos abonnés. . . . . 1 fr.

GIRALDÈS (J.-A.) **De la fève de Calabar.** Note présentée au Congrès médico-chirurgical de France tenu à Rouen le 30 septembre 1863. Paris, 1864, Brochure in-8 de 8 pages avec figures. — Prix. . . . . 50 cent.

GIRALDÈS (J.-A.) **Note sur les tumeurs dermoïdes du crâne.** Paris, 1866. In-8 de 7 pages. Prix. 40 cent.

GOLAY (E.) **Des abcès douloureux des os.** Un volume in-8 de 162 pages. —Paris, 1879. — Prix : 3 fr. 50. — Pour nos abonnés . . . . . . 2 fr. 50

GOLAY. *Voir* DUPLAY.

GOMBAULT (A.). **Contribution à l'étude anatomique de la névrite parenchymateuse subaiguë ou chronique.** (Névrite segmentaire périaxile). Brochure in-8° de 46 pages, avec 2 pl. chromo-lithographiques. Paris, 1880. — Prix : 2 fr. — Pour nos abonnés. . . . . 1 fr. 35

GOMBAULT. **Etude sur la sclérose latérale amyotrophique.** Prix : 2 fr. — Pour nos abonnés. . . . . 1 fr. 35

GOMBAULT. *Voir* CHARCOT.

GUÉRARD. *Voir* BOURNEVILLE.

GUÉRIN. (A.). **Du pansement ouaté.** Résultats obtenus à l'Hôtel-Dieu pendant l'année 1876. Brochure de 24 pages. — Prix : 0 fr. 75. — Pour nos abonnés. . . . . 50 cent.

GUYON (F.) et FÉRÉ (Ch.). **Note sur l'atrophie musculaire consécutive à quelques traumatismes de la hanche.** Brochure in-8° de 14 pages. Paris, 1881. — Prix : 50 c. — Pour nos abonnés. . . . . 35 c.

HADDEN. **Du myxœdème.** Une petite plaquette in-8 de 16 pages. — Prix : 0 fr. 60. — Pour nos abonnés . . . . 40 cent.

HAYEM (G.). **Leçons cliniques sur les manifestations cardiaques de la fièvre typhoïde,** recueillies par Boudet de Paris. In-8 de 88 pages avec 5 figures. — Prix : 2 fr. 50. — Pour les abonnés. . . . . . 1 fr. 70

HÉRAUD. (A.). **Etude diagnostique sur deux cas de syphilome bucco-lingual.** Un vol. in-8 de 34 pages. — Prix : 1 fr. 50. — Pour nos abonnés. . . . . 1 fr.

HILLAIRET. **Leçons sur les maladies de la peau.** Brochure in-8 de 31 pages. — Prix : 1 fr. — Pour nos abonnés. . . . . 70 c.

HUBLÉ (M.). **Recherches cliniques et thérapeutiques sur l'Epilepsie.** Un vol. in-8° de 190 pages. Paris, 1881. — Prix : 3 fr. 50. — Pour nos abonnés. . . . . 2 fr. 50

HUCHARD (H.). **Caractère, mœurs et état mental des hystériques.** Brochure in-8° de 39 pages. — Prix : 1 fr. 25. — Pour nos abonnés 90 c.

JOSIAS (A.). **De la fièvre typhoïde chez les personnes âgées.** Vol. in-8° de 65 pages, avec trois courbes de température. — Prix : 2 fr. — Pour nos abonnés. . . . . 1 fr. 35

KELSCH (A.). **Les affections du foie en Algérie et les Variations de l'urée.** Brochure in-8° de 32 pages. — Prix : 1 fr. — Pour nos abonnés 75 c.

KELSCH (A.) **Note pour servir à l'histoire de l'endocardite ulcéreuse.** Brochure in-8 — Prix : 0 fr. 50. — Pour nos abonnés. . 35 cent.

KELSCH et WANNEBROUCQ. **Note sur deux cas de sarcome du péritoine et du tissu cellulaire rétro-péritonéal.** Brochure in-8° de 11 p. — Prix : 50 c. — Pour nos abonnés . . . . 35 c.

KELSCH et WANNEBROUCQ. **Contribution à l'histoire des localisations cérébrales.** Brochure in-8° de 18 pages. — Prix : 50 c. — Pour nos abonnés. . . . . 35 c.

LANDOLT (F.). **Leçons sur le diagnostic des maladies des yeux,** faites à l'École pratique de la Faculté de médecine de Paris pendant le semestre d'été de 1875, recueillies par CHARPENTIER. Paris 1877. Vol in-8 de 204 pages. — Prix : 6 fr. — Pour nos abonnés . . . . 4 fr.

LANDOUZY (L.). **De la déviation conjuguée des yeux et de la rotation de la tête par excitation ou paralysie des 6e et 11e paires, leur valeur en séméiotique encéphalique,** leur importance au point de vue anatomique et physiologique, à propos d'une observation d'épilepsie hémiplégique débutant par les yeux et la tête (Déviation et rotation conjuguées convulsives). Un volume in-8° avec une planche. — Prix : 2 fr. 50. — Pour nos abonnés . . . . 1 fr. 50.

LANDOUZY (L.). **Trois observations de rage humaine.** Réflexions. Brochure in-8 de 16 pages. — Prix : 50 cent. — Pour les abonnés. . 35 cent.

LAVERAN (A.). **Un cas de myélite aiguë.** 1876. In-8 de 13 p. . 30 cent.

LAVERAN (A). **Tuberculose aiguë des synoviales** . . . . 50 cent.

LELOIR. (H). **Contribution à l'étude du rhumatisme blennorrhagique.** Brochure grand in-8 de 24 pages. — Prix : 0 fr. 75. — Pour nos abonnés. . . . . 50 cent.

LELOIR (H.). **Recherches cliniques et anatomo-pathologiques sur les** affections cutanées d'origine nerveuse. 1 vol. in-8° de 220 pages, avec 4 planches en chromo-lithographie et plusieurs figures intercalées dans le texte. — Prix : 5 fr. — Pour nos abonnés . . . . 3 fr. 50

LEROY (A.). De l'état de mal épileptique. Un volume in-8 de 92 pages. — Prix : 2 fr. — Pour nos abonnés. . . . . 1 fr. 25

LIOUVILLE (H.). Contribution à l'étude de la paralysie générale progressive des aliénés. In-8, 50 cent. — Pour nos abonnés. . . . . 35 cent.

LIOUVILLE et DEBOVE. Note sur un cas de mutisme hystérique, suivi de guérison. Paris, 1876. In-8 . . . . 30 cent.

LIOUVILLE. *Voir* BÉHIER.

LOEWENBERG (H.). Le furoncle de l'oreille et la furonculose. Brochure in-8° de 47 pages. Paris, 1881. — Prix : 1 fr. 50. — Pour nos abonnés. . . . . 1 fr.

LONGUET (F.-E.-M.). De l'influence des maladies du foie sur la marche des traumatismes. Vol. in-8 de 124 pages. — Prix : 4 fr. — Pour nos abonnés . . . . 2 fr.

MAGNAN. De la coexistence de plusieurs délires de nature différente chez le même aliéné. Brochure in-8 de 20 pages.—Prix : 0. 75. — Pour nos abonnés . . . . 50 cent.

MAGNAN. Leçons sur l'Épilepsie, faites à l'Asile Sainte Anne, en 1881 1882, recueillies par Marcel BRIAND. Un volume in-8 de 84 pages. — Prix : 3 fr. — Pour nos abonnés. . . . . 2 fr.

Manuel de la garde-malade et de l'infirmière, publié sous la direction du Dr Bourneville, par MM. Blondeau, de Boyer, Ed. Brissaud, H. Duret, G. Maunoury, Monod, Poirier, P. Regnard, Sevestre et P. Yvon, rédacteurs du *Progrès médical*. — Ouvrage formant trois volumes in-16. — 1er volume : *Anatomie et Physiologie*, 180 pages, 8 figures. Prix : 2 fr. — 2e volume : *Pansements*, 316 pages, 60 gravures. Prix : 3 fr. 50. — 3e volume, *Administration des Médicaments*, 160 pages. Prix : 2 fr. — Pour nos abonnés, l'ouvrage complet, broché, prix . . . . 5 fr.

Nous avons fait faire un élégant cartonnage anglais pour chacun des trois volumes du Manuel. — Prix par volume 75 c., l'ouvrage complet. . 2 fr.

MARCANO (G.). Des ulcères des jambes entretenus par une affection du cœur. Brochure in-8.—Prix : 1 fr. 25.— Pour nos abonnés. 85 cent.

MARCANO (G.). De l'étranglement herniaire par les anneaux de l'épiploon. Paris, 1872. In-8 de 8 pages.— Prix. . . . . 30 cent.

MARCANO (G.). De la psoïte traumatique, Vol. in-8 de 160 pages.—Prix : 3 f. — Pour nos abonnés. . . . . 2 f.

MARCANO (G.). Notes pour servir à l'histoire des kystes de la rate.— Prix : 60 cent. — Pour nos abonnés . . . . 40 cent.

MAROT. *Voir* DUPLAY.

MARSAT (A.). Des usages thérapeutiques du nitrite d'amyle. In-8 de 48 pages. — Prix : 1 fr. 25. — Pour nos abonnés. . . . . . 85 cent.

MAUNOURY (G.) Les hôpitaux-baraques et les pansements antiseptiques en Allemagne. Paris, 1877, in-8 de 20 pages. — Prix : 1 fr. — Pour nos abonnés. . . . . 70 cent.

MAURIAC (Ch.) et VIGOUROUX (R.). Étude sur les paralysies pseudo-syphilitiques et sur leur traitement par les æsthésiogènes. Brochure in-8° de 31 pages. — Prix : 75 c. — Pour nos abonnés . . 50 c.

MAYOR. Note sur un monstre du genre janiceps. Brochure in-8° de 40 pages. Paris, 1882. — Prix : 1 fr. 25. — Pour nos abonnés. . . . . 90 c.

MIERZEJEWSKI. Contribution à l'étude des localisations cérébrales. (Observation de porencéphalie fausse double.) Brochure in-8° de 35 pages avec 3 fig. dans le texte et 5 planches en chromo-lithographie. — Prix : 3 fr. — Pour nos abonnés. 2 fr.

MIOT (C.) De la myringodectomie ou perforation artificielle du tympan. In-8 de 169 pages avec 16 figures intercalées dans le texte. — Prix : 3 fr. 50. — Pour nos abonnés. . . . . 2 fr. 50

MIOT (C.) De la Ténotomie du muscle tenseur du tympan. Volume in-8 de 56 pages orné de 11 figures intercalées dans le texte. Paris, 1878. — Prix : 1 fr. 50. — Pour nos abonnés . . . . 1 fr.

MIOT (C.) et BARATOUX (J.). Considérations anatomiques et physiologiques sur la trompe d'Eustache. Brochure in-8 de 26 pages. — Prix : 1 fr. 25. — Pour nos abonnés . . . . 90 c.

MONOD (E.) Étude clinique sur les indications de l'uréthrotomie externe. Un volume de 168 pages, avec un tableau. — Prix : 3 fr. 50. — Pour nos abonnés. . . . . 2 fr. 50

MONOD. *Voir* BRISSAUD.

MORLOT (E.) Sur une forme grave de l'épilepsie. Brochure in-8 de 45 pages. Paris, 1881. — Prix : 1 fr. 50, — Pour nos abonnés . . 1 fr.

ONIMUS. Des applications chirurgicales de l'électricité. Leçons recueillies par Bonnefoy. In-8 de 16 pages avec figures. — Prix : 0 fr. 60 c. Pour nos abonnés. . . . . 40 cent.

ORY (E.) Maladies de la peau. Notes de thérapeutique recueillies aux cliniques dermatologiques de M. le professeur Hardy, à l'hôpital Saint-Louis. Paris, 1877, in-8 de 40 pages. — Prix : 1 fr. — Pour nos abonnés . . . . 70 cent.

OULMONT (P.) Etude clinique sur l'athétose. Paris, 1878. Vol. in-8 de 116 pages avec figures. — Prix : 3 francs. — Pour nos abonnés. . . 2 fr.

PARROT. Clinique des maladies de l'enfance. Leçon inaugurale. Brochure in-8 de 20 pages. — Prix : 0 fr. 75. — Pour nos abonnés. 50 cent.

PARROT. Cours d'histoire de la médecine. Leçon d'ouverture du 21 novembre 1876. Paris, 1877. Brochure in-8 de 20 pages. — Prix : 60 c. — Pour nos abonnés . . . . 40 cent.

PATHAULT (L.) Des propriétés physiologiques du Bromure de Camphre et de ses usages thérapeutiques. Brochure in-8 de 48 pages. — Prix : 1 fr. 50. — Pour nos abonnés. . . . . 1 fr.

PELTIER (G.) De la triméthylamine et de son usage dans le traitement du rhumatisme articulaire aigu. In-8 compacte de 34 pages. — Prix : 60 cent. — Pour nos abonnés. . . . . 40 cent.

PHILBERT (E,). De la cure de l'obésité aux eaux de Brides-les-Bains (Savoie). Brochure in-8 de 16 pages. — Prix : 0 fr. 60. — Pour nos abonnés. . . . . 40 cent.

PICARD (H.). La vallée de Davos. Brochure in-8° de 19 pages. Paris, 1882. — Prix : 60 c. — Pour nos abonnés . . . . 40 c.

PITRES (A.). — Note sur l'état des forces chez les hémiplégiques. Brochure in-8° de 18 pages. Paris, 1882. — Prix : 60 c. — Pour nos abonnés. . . . . 40 c.

PITRES. *Voir* CHARCOT.

POINSOT (G.). Contribution à l'histoire clinique des tumeurs du testicule. Brochure in-8 de 28 pages. Prix : 1 fr. — Pour nos abonnés. . . . . 70 cent.

QUEMONNE. *Voir* FÉRÉ.

QUESTIONNAIRE pour le 1° examen de doctorat. — Recueil de séries d'examens subis récemment à la Faculté de médecine de Paris, indiquant : 1° La composition du jury pour chaque série ; — 2° La préparation anatomique de chaque candidat ; — 3° Les questions orales auxquelles le candidat a dû répondre ensuite ; — 4° Enfin le résultat de l'examen dans chaque série ; suivi de questions sur les accouchements, recueillies au cinquième examen de doctorat et aux examens de sage-femme. Paris, 1876. In-16 de 91 pages. — Prix : 1 fr. — Pour nos abonnés. . . . . 70 cent.

RANVIER (L.). Leçons d'anatomie générale sur le système musculaire, recueillies par J. RENAUT. Un fort vol. orné de 99 fig. intercalées dans le texte. — Prix : 12 fr. — Pour nos abonnés . . . . 8 fr.

RANVIER (L.). Leçon d'ouverture du cours d'anatomie générale au Collège de France. Paris, 1876. In-8 de 16 pages. — Prix : 0 fr. 60. — Pour nos abonnés. 40 cent.

RAYMOND (F.). Etude anatomique, physiologique et clinique sur l'hémichorée, l'hémianesthésie et les tremblements symptomatiques. Vol. in-8 de 140 pages avec figures dans le texte et 3 planches. — Prix : 3 fr. 50 — Pour nos abonnés . . . . 2 fr. 50.

RAYMOND. De la puerpéralité. Volume in-8° de 258 pages. Paris, 1880. — Prix : 5 fr. — Pour nos abonnés . . . . 4 fr.

RECLUS (P.). De l'épithélioma térébrant du maxillaire supérieur. Paris, 1876. In-8 de 4 pages. — Prix. . . . . 20 cent.

RECLUS (P.). Les hyperostoses consécutives aux ulcères rebelles de la jambe. Brochure in-8 de 24 pages. — Prix : 0 fr. 75. — Pour nos abonnés. . . . . 50 cent.

RECLUS. (P.) Des mesures propres à ménager le sang pendant les opérations chirurgicales. Un vol in-8 de 144 pages. — Prix : 3 fr. 50. — Pour nos abonnés . . . . 2 fr. 50

RECLUS (P.). Des ophthalmies sympathiques. Un fort volume in-8 de 210 pages. — Prix : 5 fr. — Pour nos abonnés. . . . . 4 fr.

RECLUS (P.). Du tubercule du testicule et de l'orchite tuberculeuse. Vol. in-8 de 212 pages avec 5 planches en chromo-lithographie. — Prix : 5 fr. — Pour nos abonnés. . . . . 4 . fr.

RECLUS (P.). La fontaine d'Ahusquy, brochure in-8 de 30 pages. — Prix. 1 fr. — Pour nos abonnés. . . . . 70 cent.

REGNARD (P.). Recherches expérimentales sur les variations pathologiques des combustions respiratoires. Un fort volume in-8 de 394 pages, enrichi de 100 gravures dans le texte. — Paris, 1879. — Prix : 10 fr. — Pour nos abonnés. 7 fr.

REGNARD. *Voir* BOURNEVILLE.

RENAUT (J.). Note sur la structure des glandes à mucus du duodénum (glandes de Brunner). Brochure in-8 de 8 pages. — Prix 40 c. — Pour nos abonnés. . . . . 30 cent.

RENAUT. *Voir* RANVIER.

RIBEMONT (A.). Recherches sur l'insufflation des nouveau-nés et description d'un nouveau tube laryngien. Un volume in-8 de 40 pages et 8 planches. — Paris, 1878. — Prix : 3 fr. 50. — Pour nos abonnés . . . . 2 fr. 50.

RICHER (P.). Feuilles d'autopsie pour l'étude des localisations cérébrales. — Hospice de la Salpêtrière. — Service de M. le professeur CHARCOT. (Deuxième édition). — Grand placard de 8 pages, avec 20 fig. — Paris, 1881. — Prix : 75 c. — Pour nos abonnés . . . . 60 c.

RIDEL SAILLARD (G.). De la cachexie pachydermique (myxœdème des auteurs anglais). In-8° de 74 pages avec deux figures photographiques hors texte. Paris, 1881. — Prix : 2 fr. — Pour nos abonnés. . . .   1 fr. 35

ROQUE (L.). Des dégénérescences héréditaires produites par l'intoxication saturnine lente. Brochure in-32 de 15 pages. — Prix : 50 c. — Pour nos abonnés. . . . . 35 c.

ROSAPELLY (Ch. L.) Recherches théoriques et expérimentales sur les causes et le mécanisme de la circulation du foie. Un volume in-8 de 76 pages orné de 24 figures. — Prix : 3 fr. — Pour nos abonnés. . . . . 2 fr.

ROUX (G.-L.). Traitement de l'épilepsie et de la manie, par le bromure d'éthyle. Brochure in-8° de 54 pages. Paris, 1882. — Prix : 2 fr.— Pour nos abonnés. 1 fr. 35.

SADRAIN (G.). Étude sur le traitement des attaques d'hystérie et des accès d'épilepsie. Brochure in-8° de 55 pages. — Prix : 1 fr. 75. — Pour nos abonnés. . . . . 1 fr. 20

SAINT-GERMAIN (de). De la trachéotomie. Brochure in-8° de 31 pages. Paris, 1882. — Prix : 1 fr. — Pour nos abonnés. . . . . 70 c.

SEGLAS. De l'influence des maladies intercurrentes sur la marche de l'épilepsie. Un vol. in-8 de 60 pages. Paris, 1881. — Prix : 2 fr. —Pour nos abonnés. . . . . 1 fr. 35

SEGOND. (P.). Note sur une observation de kyste hydatique développé dans l'épaisseur du muscle grand pectoral. Brochure de 8 pages. — Prix : 0 fr. 40. — Pour nos abonnés. . . . . 30 cent.

SEGOND. (P.). Recherches cliniques et expérimentales sur les épanchements sanguins du genou par entorse. Volume in-8 de 85 pages. — Prix : 2 fr. — Pour nos abonnés . . . . 1 fr. 50

SEGUIN (E. C.). Medical mathematism. Brochure in-8° de 18 pages. — Prix : 60 cent. — Pour nos abonnés . . . . 40 cent.

SEGUIN (E.-C). Registre memento d'observations, pour conserver toutes les observations faites au lit du malade. Paris, 1878. — Prix. 60 cent.

SEVESTRE. Voir CHARCOT.

SIGERSON. Note sur la paralysie vaso-motrice généralisée des membres supérieurs. Brochure in-8 de 19 pages. — Prix : 60 c.— Pour nos abonnés. . . . . 40 c.

SIMON (J.). Conférences cliniques et thérapeutiques sur les maladies des enfants (2ᵉ édition). Un beau volume in-8° de 340 pages. — Prix : 8 fr. — Pour nos abonnés, ... 6 fr.

SINÉTY (de). Des inflammations qui se développent au voisinage de l'utérus considérées surtout dans leurs formes bénignes. Brochure in-8° de 16 pages. — Prix : 50 c. — Pour nos abonnés . . . . . 35 c.

STRAUS (F.). Des ecchymoses tabétiques à la suite des crises de douleurs fulgurantes. Brochure in-8° de 31 pages. Paris, 1881. — Prix : 1 fr. — Pour nos abonnés . . . . 70 c.

STRAUS. Voir BÉHIER.

TABOUET. (L.) Étude sur le traitement des abcès sous-périostiques aigus de l'adolescence. Un vol. in-8 de 44 pages. — Prix : 1 fr. 50. — Pour nos abonnés . . . . 1 fr.

TARNIER. De l'influence du régime lacté dans l'albuminurie des femmes enceintes et de son indication. — Prix. . . . . 50 cent.

TAUBER (A.). **De l'amputation ostéoplastique de la jambe.** Brochure in-8° de 28 pages. — Prix : 75 cent.— Pour nos abonnés . . . . . . 50 c.

TEINTURIER (E.). **Les Skoptzy**, étude médico-légale sur une secte religieuse russe dont les adeptes pratiquent la castration. — Un joli volume in-12 orné de gravures représentant les différents modes de castration employés par ces fanatiques. — Prix : 1 fr. 50. — Pour nos abonnés. . . 1 fr.

TEINTURIER. *Voir* BOURNEVILLE.

THAON (L.). **Recherches cliniques et anatomo-pathologiques sur la tuberculose.** Grand in-8 de 112 pages, avec 2 planches en chromo-lithographie. — Prix : 4 fr. 50.— Pour nos abonnés . . . . 3 fr.

THAON (L.). **Clinique climatologique des maladies chroniques.** — 1er fascicule : *phtisie pulmonaire.* Un volume grand in-8 de 164 pages, avec 2 planches de tracés de température. Paris, 1877. — Prix : 4 fr. — Pour nos abonnés. . . . . 2 fr. 75

TERRILLON. **Contribution à l'étude des gommes syphilitiques du testicule.** Brochure in-8 de 8 pages. — Prix : 0 fr. 40. — Pour nos abonnés . . . . 30 cent.

TERRILLON. **Des troubles de la menstruation après les lésions chirurgicales ou traumatiques.** Brochure in-8 de 22 pages, 60 cent. — Pour nos abonnés. . . . . 40 cent.

TERRILLON. **Excroissances polypeuses de l'uréthre symptomatiques de la tuberculisation des organes urinaires chez la femme.** Brochure in-8 de 24 pages. — Prix : 0 fr. 75. — Pour nos abonnés. 50 cent.

TERRILLON. **Mémoire sur la rupture traumatique des parties internes du cœur avec ou sans lésions correspondantes des parois.** Brochure in-8 de 16 pages.— Prix: 0 fr. 60.— Pour nos abonnés. 40 c.

TROISIER (E.). **Note sur un cas d'encéphalopathie syphilitique précoce.** Brochure in-8 de 8 pages. — Prix: 0 fr. 40. — Pour nos abonnés. . . . . 30 cent.

TURNER (E.). **Histoire de la circulation du sang par Flourens. — André Césalpin.** Brochure in-8 de 16 pages.—Prix: 0 fr. 75.— Pour nos abonnés. . . . . 40 cent.

TURNER (E.). **Remarques au sujet de la lecture faite à l'Académie par M. Chéreau le 15 juillet 1879.** Brochure in-8 de 16 pages. — Prix: 60 c. — Pour nos abonnés . . . . 40 cent.

VIDAL. **Du pityriasis**, leçon recueillie et rédigée par de BEURMANN. In-8 de 20 pages. — Prix : 0 fr. 75. — Pour nos abonnés . . . . . 50 cent.

VIGOUROUX (R.). **Métalloscopie, métallothérapie, æsthésiogènes.** Brochure in-8° de 72 pages. Paris, 1882. — Prix : 3 fr. — Pour nos abonnés . . . . 2 fr.

VIGOUROUX. *Voir* MAURIAC.

VILLARD (F.). **De l'aphasie ou perte de la parole et de la localisation du langage articulé**, par le Dr BATMAN, traduit de l'anglais par F. Villard. Un volume in-8 de 128 pages. Paris, 1870. Prix : 2 fr. — Pour nos abonnés. . . . . 1 fr. 25.

VILLARD (F.). **Notice hygiénique et médicale sur l'Attique.** Brochure in-8 de 30 pages. — Prix : 1 fr. — Pour nos abonnés . . . . . 70 cent.

WANNEBROUCQ. *Voir* KELSCH.

PARIS. — IMP. V. GOUPY ET JOURDAN, RUE DE RENNES, 71.

9 782019 646028